歯科医院経営
実践マニュアル

歯科医のための
チョッとおしゃれな経営分析

小山公認会計士事務所

小山　隆洋 著

クインテッセンス出版株式会社　2007

Tokyo, Berlin,Chicago, London, Paris, Barcelona, Istanbul, Milano, São Paulo, Moscow, Prague, Warsaw, New Delhi, Beijing and Bukarest

●はじめに

　この本は「経営分析ってなんだ？」というような人が、気軽に読める経営分析の入門書です。
　毎日の診療業務で忙しい院長先生やその奥様が、息抜きに読んでもわかるように、難しい表現や厳密な定義などは避け、読むほどに経営分析のポイントがサクサクとわかるように書いてあります。また、見開きページの左側が解説、右側がそれに関連した図解という構成にしてありますので、経営分析に必要な事柄が、パッと開いてサッとわかるようになっています。
　一読して「ナルホド！」と思ったら、すぐ使ってみてください。「ウチのクリニックの流動比率はね……」とか「最近、キャッシュフロー経営に変えたらね……」とか、知り合いの先生に話してみてください。チョッと格好いいし、お洒落だと思いませんか。
　歯科医院には個人経営と法人経営があります。また、ビル診と自宅併設の診療所、技工関係を外注しているかどうか、設備投資についても、借入金で調達しているかリースで調達しているかなどで、大きく財務内容は変わってきます。社保・国保の入金は2ヵ月後と決まっており、一般の事業会社のように、歯科医院側の都合で回収期間を短縮することもできません。
　このような歯科医院の状況に、経営分析をどう当てはめ説明するかを考えて、本書では、個人の歯科医院を対象とした経営分析の方法を解説することにしました。したがって、法人の経営分析であれば当然に出てくる自己資本比率などについては、正しく計

算できないので、本書では省略してあります。

　平成18年3月31日現在で、全国に歯科医院は67,575軒ありますが、この中で医療法人化している医院は、わずか6,604軒にすぎません。より多くの歯科医院の先生方に、経営分析とはどんなことなのかを理解してもらい、実際に利用してもらうためには、個人歯科医院を対象にした経営分析の本とするほうがよいだろうと考えたからです。

　この本で「経営分析」とは、毎年の確定申告書に添付される所得税青色申告決算書の損益計算書と貸借対照表を使って、歯科医院の経営を収益性・安全性・生産性・成長性という4つの切り口から分析することを意味します。

　また、経営でもっとも大事なキャッシュフローの分析については、確定申告書に決算書として添付されていないので、簡単なキャッシュフロー計算書のつくり方からはじめて、見方・読み方、その利用方法まで、ポイント別に解説しています。

　こう書くと「経営分析って、やっぱりなんか難しそう」と感じるかもしれませんが、実際はいたって簡単です。決算書の数字を使い、掛けたり割ったりして、分析に有用な指標を求め、それを時系列で比較したり、他と比べたりするだけです。

　もし、難しいと感じるとすれば専門用語です。たとえば、労働分配率・付加価値・資本利益率といった用語は、ふつうは見ることも聞くこともないはずです。しかし、資本利益率は、資本に対する利益の割合というように、多くの用語はそんなに難しいものではありません。

　経営分析の本を読むのははじめてという方々は、第1章の「ま

ずは経営分析の全体像を知ろう」に経営分析を行うための大前提が書いてありますので、ここから読み始めてください。

また、簿記や決算書がよくわからないという人は、第2章「これで簡単、決算書がわかる」をお読みください。ここには、簡単な決算書の仕組みと、個人に特有の事項が簡単にまとめてあります。第2章がある程度理解できれば、経営分析で使われる用語のほとんどは、感覚的にどのようなものかがわかります。その意味では、第2章の理解がその先の各章を読むための大事な基礎になります。

一般に、経営分析は、外部分析と内部分析とに分かれ、外部分析が経営分析であるとされるケースが多いと思います。しかし本書は、院長先生が自分の歯科医院を分析し、その良し悪しを判断し、マズイ点は改善し、その結果を将来の経営に活かしてもらうことを目的としています。

内部分析では、従業員のモラールなど、外部からは知ることのできない情報も多く利用することができるので、より質の高い分析ができるはずです。しかし、反対に院長の"器"など、内部分析であるがゆえに、客観的に判断できない事項も出てきます。このような事項については「本当のところはどうなんだろう」と、自問自答しながら原点に立ち返って見てください。

さて、本書を書いている7月下旬に、「哀れ、街に溢れる"貧乏歯医者"」「何と5人に1人が年収300万円のワーキングプア」「"月給25万"から"夜逃げ"まで」などの見出しの記事が公表され、大きな話題となりました。

1950年代後半から60年代前半にかけては「むし歯の洪水」が

社会問題化し、当時、高額所得者にランクされる歯科医師が少なくありませんでしたが、最近は、歯科医師の100人中5人が所得ゼロ、5人に1人が月間所得25万円以下のワーキングプア寸前というのです。これらの記事のもとは中央社会保険医療協議会の『医療経済実態調査』と日本歯科医師会の『歯科医療白書』だそうですが、保険点数のカットと大幅な歯科医師の増加が原因との分析です。

　たとえば、人口10万人当たりの歯科医師数第1位の新潟市では159人、第2位の東京都区部は145人と、これらの地区の医師数は適正競争数をはるかに超えています。この結果、コンビニ激戦地区では「5年で患者が半減し、収入が3割、4割減るのは当たり前」になっているというのです。

　もちろん、歯科医のすべてが貧乏になったわけではなく、1〜2割の診療所は相変わらず繁盛していますが、残りの大半が厳しい経営環境に置かれ、激烈な生存競争をせざるを得ない状況にあるということも事実のようです。

　これからは歯科医院といえども経営力で大きな差がつく時代であるといえます。激烈な競争を勝ち抜くために、少しでも早く自院の問題点を発見し、それに対処し、明日の発展のための手立てとして、この本が皆さまのお役に立てるのであれば幸いです。

　　2007年10月1日

小山　隆洋

● もくじ

第1章 まずは経営分析の全体像を知ろう　13

1　経営分析ってそもそもなんですか？／14
2　経営分析を必要としているのはどんな人たち？／16
3　経営は4つの切り口から分析する／18
4　経営分析には2つの方法がある／20
5　経営分析は5つのステップでする／22
6　分析した結果は何と比べたらいいのか／24
7　非経理データもよくチェックしよう／26
8　分析データは3つのフィルターにかけろ／28
9　経営分析にも限界がある／30
10　総合的に判断するのが鉄則／32

第2章 これで簡単、決算書がわかる　35

1　決算書ってなんだろう？／36
2　決算書ができるまでのステップ／38
3　貸借対照表ってどんなもの？／40
4　貸借対照表をザックリと見る／42
5　資産は4つに分類する／44

- 6 負債・資本は3つに分類する／46
- 7 元入金と事業主勘定の関係はこうなっている／48
- 8 損益計算書ってなんだろう？／50
- 9 個人の損益計算書と法人の損益計算書との違い／52
- 10 専従者給与ってな～に？／54

第3章 儲ける力をチェックする　57

- 1 経営分析は収益性の分析からはじめる／58
- 2 収益性の分析には3つのチェックポイントがある／60
- 3 総資本利益率はどの程度あればよいか？／62
- 4 総資本利益率は2つに分解して検討する／64
- 5 儲けの度合いをつかむ売上高利益率／66
- 6 利益率を上げるにはどうするか？／68
- 7 資本はうまく活用されているか？／70
- 8 資産ごとに回転率を見る／72
- 9 総資本回転率を高めるにはどうするの？／74
- 10 経営資本とはどういうものか？／76

第4章 歯科医院の安全性のチェックポイント　79

- 1 経営には安全性が必要だ／80

2 個人事業の安全性とオーナーの資力／82
3 運転資金っていくら必要なんだろう／84
4 短期の支払能力は流動比率でチェックする／86
5 流動比率はどの程度あればよいか？／88
6 流動比率分析の欠点を知っておこう／90
7 長期の支払能力はどう見るか？／92
8 固定長期適合率が100％を超える場合はどうか？／94
9 借金漬けになっていないかチェックする／96
10 借入金月商倍率で限度額を知る／98

第5章 歯科医院の生産性を分析する 101

1 生産性ってどういうこと？／102
2 医療だって生産性が求められている／104
3 「1人当たり」はどう読むか？／106
4 生産性分析で大事な「従業員数」の計算方法／108
5 生産性分析では「付加価値」が大きな要素に！／110
6 付加価値は患者が決めるもの／112
7 付加価値はどのように計算するか／114
8 スタッフの稼ぎを見るにはどうするの？／116
9 労働生産性と労働分配率はどういうモノサシ？／118
10 労働生産性をさらに分解すると……／120
11 労働生産性の見方・読み方／122
12 労働生産性を固定資産との関係で見る／124

9

13 労働分配率を改善するには……／126
14 必要労働生産性を算出するには……／128
15 人件費を吸収する必要売上高の求め方／130

第6章 歯科医院の成長性を分析する 133

1 成長は医院経営になぜ必要か？／134
2 売上高伸び率が一番大事な指標！／136
3 伸び率を見る場合は質の検討も必要！／138
4 医業の売上高アップは難しいが……／140
5 売上高の増減原因分析の方法／142

第7章 損益分岐点を使い倒すコツ 145

1 収支トントンの売上高が損益分岐点／146
2 まず費用を固定費と変動費に分解する／148
3 変動費と固定費はどう分けるか？／150
4 損益分岐点を求めるには？／152
5 経営の安全度をチェックしよう／154
6 安全度のパターン別に打つ手が違う／156
7 損益計算書を組み替えてみよう／158
8 限界利益図表でなにがわかるの？／160
9 どうすれば利益を増やせるか？／162

10　目標の利益を上げるには……／164

第8章 歯科医院のお金の流れをチェックする　167

1　お金がなくなると倒産します／168
2　ストック分析ではお金の流れはわからない／170
3　利益が上がってもお金が残らない！／172
4　キャッシュフロー計算書とはな〜に？／174
5　キャッシュフロー計算書のつくり方／176
6　キャッシュフロー計算書の見方／178
7　フリーキャッシュフローってな〜に？／180
8　総資本営業キャッシュフロー比率の見方／182
9　投資判断とキャッシュフローの見方／184
10　キャッシュフロー経営とは……／186

イラスト：伊藤　典

第1章

まずは経営分析の全体像を知ろう

1　経営分析ってそもそもなんですか？

　経営分析というと、会計事務所の先生が決算報告のときに説明する「"××比率"や"○○回転期間"か〜」と思う人が多いのではないでしょうか。
　聞いてもよくわからない。そんなこんなで「もういいや」と思っていませんか？
　こんなイメージのある経営分析ですが、実はいたって簡単なのです。分析することの意味がわかってしまえば、あとの計算は小学校で教わる加減乗除（＋－×÷）で十分です。
　人間は、病気になると病院に行き、ドクターに診てもらい、注射を打ったり、薬をもらったりします。また、病気にならないよう健康診断を受けたりもします。
　経営分析もこれと同じで、経営を分析して悪いところを発見することはもちろんですが、悪いところを治すためには、どのような手立てを打ったらいいのかを明らかにするものです。また、経営分析をすることによって、気がついていなかった異常を発見することもあります。
　このように、聴診器や問診票、それに処方箋に相当するのが経営分析です。
　経営分析は、得られた結果を経営にどのように生かすのかが大事なポイントです。この本で説明することを、自院にどのように生かすかを考えながら読みすすめてください。

第1章　まずは経営分析の全体像を知ろう

経営分析は経営の健康診断

人の場合は、体の調子が悪くなると
病院に行って診てもらう
経営状態が悪ければ、経営分析で
その原因を探る

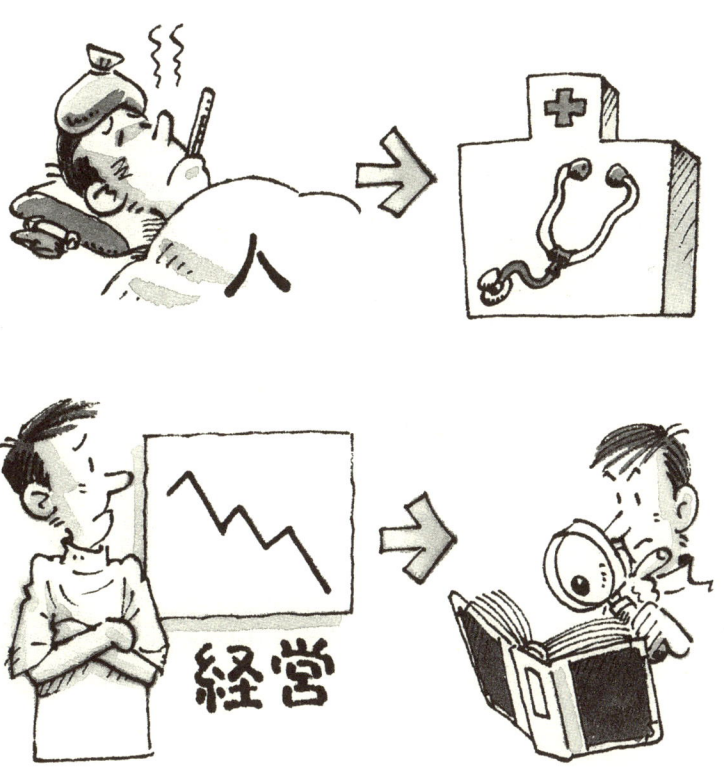

2 経営分析を必要としているのはどんな人たち？

　「決算書は経営の通信簿」といわれますが、決算書には、1年間の事業活動の結果がまとめて記載されています。しかし、学校の通信簿のように、先生の評価が具体的に記載されているわけではないので、決算書を見ただけでは、すぐには成績がいいのか悪いのかはわかりません。

　経営分析を必要としている人たちは、経営の内部にも外部にも大勢います。そして、その目的もさまざまに異なるので、同じ決算書を見ても、分析結果は違ったものになります。このため、経営分析は「誰に役立つ情報を提供するものなのか」という観点から、大きく内部的分析と外部的分析に分類されています。

　この本は『歯科医のための チョッとおしゃれな経営分析』ですから、内部的分析の方法が中心であり、しかも経営者のための経営分析を中心として説明が行われています。

　経営者が行う内部的分析では、過去からの業績推移の分析や競合医院との比較も容易に行うことができるので、経営の現状の問題点を把握し、改善の方向を見いだすことができます。また、決算書以外の情報資料も使うことができるので、他の分析よりも深度ある分析ができるはずです。

　経営分析をマスターして、ひと味違った歯科医院経営にトライしてみましょう。

経営分析を必要としている人たち

内部的分析

① 経　営　者……経営管理目的のため
② 従　業　員……給料の良し悪しの分析と職場環境の分析のため
③ 医療法人の社員……出資持ち分の評価のため

外部的分析

① 金融機関……融資先の信用状態や返済能力を調査するため
② 取　引　先……販売した商品やサービスの代金回収と与信枠設定のため
③ 投　資　家……保有している株式の安全性と新規投資先の選定のため
④ 公認会計士……監査のチェックポイントを明確にするため
⑤ 税　務　署……脱税を発見し、課税を的確に行うため
⑥ 学　　　生……就職先選定のため
⑦ そ　の　他……証券会社の調査部門、公的機関、信用調査会社、新聞社・雑誌社などのマスコミなど

3 経営は4つの切り口から分析する

　経営分析は、貸借対照表や損益計算書などの決算書やその他の資料に記載されている数値を加工して、分析値を計算し、その分析値を基準数値と比較することによって、より深く経営の実態を明らかにする技術です。

　経営分析では、歯科医院の経営を次の4つの点から分析し、財政状態や運営成績の健全度を判断します。

　①どのくらい儲ける力があるか？ **(収益性の分析)**
　②資金面に不安がないかどうか、別な言い方をすれば、倒産の危険性があるのかないのか？ **(安全性の分析)**
　③投入したヒト・カネ・モノなどの経営資源を活用することによって、どれだけの成果を得ているか？ **(生産性の分析)**
　④売上高・利益・資本・従業員数などは順調に成長しているかなど、歯科医院としての将来の発展の可能性がどうなっているか？ **(成長性の分析)**

　これらについては、順を追って説明しますが、ここでは経営分析には、切り口が4つあり、それぞれにその良し悪しを判断する指標があるということを、まず理解してください。

　結局、「うまく儲けているか」「医院がつぶれないか」——この2つをハッキリさせることが、経営分析を行う上で一番大切なポイントになります。

第1章 まずは経営分析の全体像を知ろう

経営分析でこんな情報が……

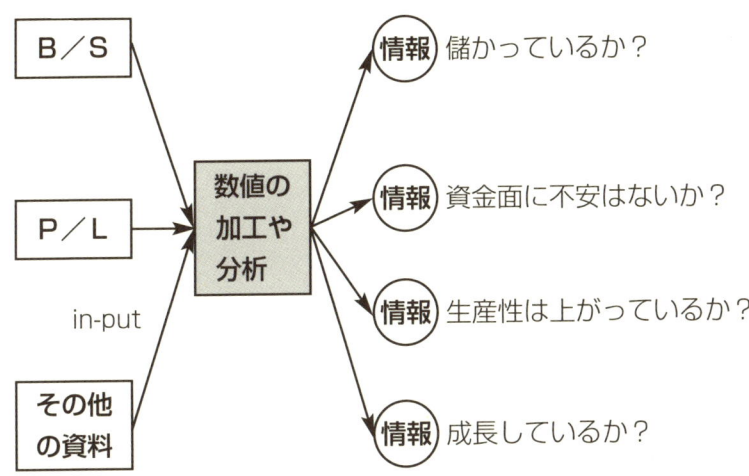

4つの切り口	主な分析指標
収益性の分析	総資本利益率、売上総利益率、総資本回転率、損益分岐点分析
安全性の分析	流動比率、当座比率、固定比率、固定長期適合率、負債比率
生産性の分析	付加価値分析、労働生産性、労働分配率
成長性の分析	売上高や利益等の伸び率

4 経営分析には２つの方法がある

　経営分析には「実数法」と「比率法」の２つの方法があります。

　実数法は、たとえば、決算書の過去３年分の実際の数字の推移を比較したり、目標値と実績値を比較したりして、財政状態や経営成績をチェックする方法です。実数法には、事業の実態を実感できるというメリットがあります。

　実数法には「控除法」「均衡法」「増減法」の３つの方法があります。控除法は、貸借対照表の流動資産と流動負債の差額で信用状況を判断します。均衡法は、売上げとそれに要した費用との均衡点を分析するもので、損益分岐点分析が中心になります。増減法は、決算書の各項目を数期間比較して、各項目がどれだけ増減しているかを見るものです。

　比率法は、決算書や経営数値のある項目と、関連する他の項目との比率を求め、この比率の分析をとおして経営の内容や状況を見ていこうとする方法です。

　比率法では「構成比」「相互比」「すう勢比」の３つの比率が使われます。比率法は、現実を間接的に見る方法ですので、同業他社との効率の良し悪しを比較する場合や、有利不利を判断する指標としては有効ですが、実数としてどれだけ増えたか減ったかを判断することはできません。

　実数法と比率法の組み合わせで分析する、これがポイントです。

第1章　まずは経営分析の全体像を知ろう

分析方法が違うと分析結果も違ってくる

	前　期	当　期
医業収入	3,000万円	1,800万円
医業原価	2,400万円	1,350万円
医業総利益	600万円	450万円

●売上総利益率

$$前期 = \frac{600}{3,000} \times 100 = 20\%$$

$$当期 = \frac{450}{1,800} \times 100 = 25\%$$

★**実数法の分析**……売上げが1,200万円減り、利益も150万円減って、経営は大ピンチ！

★**比率法の分析**……売上総利益率が20％から25％に向上し、業績は絶好調！

経営分析は多面的に行い、その総合的な
結果として判断を行うことが肝要

5 経営分析は５つのステップでする

　経営分析の手順は、次のように、５つのステップで行われます（右図参照）。

Step1　まず貸借対照表や損益計算書などの決算書や各種の経営資料を集めます。従業員数などの非経理データも含めて、すう勢などを見るために最低３期分のデータが必要です。また、比較可能性という観点から、会計処理の違いや粉飾部分があればこの修正を行います。

Step2　経営分析をやりやすいように決算書の加工をします。勘定科目や分類などを整理して、実数分析や比率分析の計算をするのに便利な形に置き換えます。３期分の比較貸借対照表や比較損益計算書を作成すると、すう勢分析や構成比分析なども、一度に行うことができるので大変便利です。

Step3　総資本利益率や流動比率など、各種比率の具体的な計算をします。

Step4　計算された比率や数値を業界標準、過去の数値あるいは目標値と比較し、優れている点、劣っている点、さらにはその原因を突き止めていきます。

Step5　収益性・安全性・生産性・成長性の４つの切り口から分析された諸比率などをレーダーチャートにまとめて、総合的な経営状態の良し悪しの判断をします（32ページ参照）。

第1章　まずは経営分析の全体像を知ろう

経営分析の5つのステップ

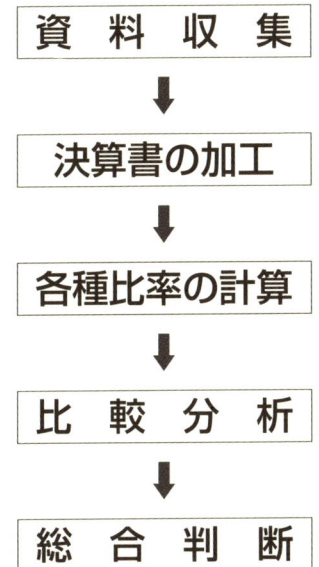

資　料　収　集
↓
決算書の加工
↓
各種比率の計算
↓
比　較　分　析
↓
総　合　判　断

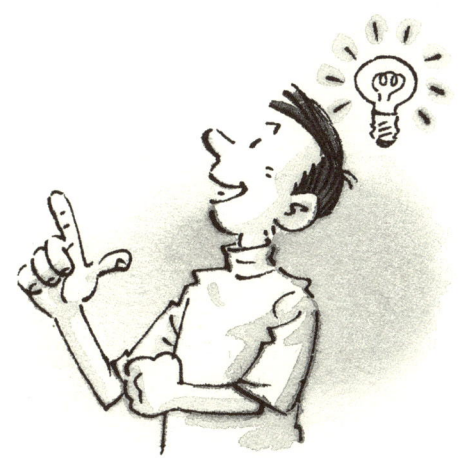

6　分析した結果は何と比べたらいいのか

　基準となるモノサシや尺度に当たるものとしては、通常、次のようなものがあります。
　①過去の数値
　過去の数期間の実数や比率を当期と比較して、どの点がどの程度良くなったか、悪くなったかを判断します。
　②業界の平均値
　歯科医院の場合、競争相手の財務データを手に入れるのは事実上できません。したがって、通常は、歯科医師会の地域別診療収入分布、中央社会保険医療協議会の医療経済実態調査、中小企業の経営指標などで公表されている歯科医院の平均値や標準値と比較して、経営の良し悪しを判断します。ただし、このような公表数字は、勝ち組と負け組の平均ですから、勝ち組の中での勝ち残りを目指す場合には、若干のアジャストが必要です。
　③目標値や予算
　経営活動の反省を行い、すばやい改善措置を講じるためには、年度計画などの計画値と実績値の比較を月単位で行うことです。この場合、計画の達成度を明らかにし、その年度の経営の良し悪しを判断するための基準は、目標値や予算になります。
　目標値が高すぎると、従業員・スタッフは達成感が得られず、業績低迷の原因にもなります。目標値の設定には、十分な配慮が必要です。

分析結果を比較するモノサシ

①過去の数値

勘定科目	前々期	前期	増減	当期	増減

②業界平均

分析比率	業界平均値	当医院	差異	原因

③目標値・予算

分析比率	目標値	実績値	差異	原因

7 非経理データもよくチェックしよう

　経営分析は、決算書や各種の経営資料を分析・比較して、財政状態や経営成績の良し悪しを見るものです。このため、経理データ以外の資料は、通常、経営分析の対象にはなりません。とくに、外部的分析の場合には、数字に表れていないことは、経営分析で知ることはできません。

　しかし、経営分析には、経理データ以外の資料の分析が不可欠です。なぜならば、まだ若くて歯科医療・経営について意欲のある院長の場合と、高齢でそろそろ引退を考えている院長の場合とでは、同じ分析結果が出たとしても、その数字のもつ意味・内容は大きく違うからです。

　また、同じような規模であっても、やる気のあるスタッフがそろっている場合とそうでない場合、歯科医院の雰囲気、先生の技術力や人柄なども経営数字に重要な影響を与えています。

　このため、格付けを行う場合などにおいては、計数的な要素と計数以外の要素をそれぞれポイント化して、総合評価するという手法が使われたりします。

　経営分析により、ある程度実態に迫ることはできますが、数字だけでは完全に把握・分析することはできない、ということも知っておかなければなりません。また、経理データ以外の要素を考慮し、さまざまな角度から分析を行うと、経営分析の精度が高くなります。

チェックすべき非経理データ

①	歯科業界の現状や今後の業界の見通し
②	開業の経緯とその後の状況
③	立地条件は時代の流れに合っているか
④	経営方針や経営理念はキチンと確立されているか
⑤	院長の経営者としての資質と医師としての能力は十分か
⑥	スタッフの年齢構成、素質、勤労意欲、給与水準、労使関係などはどうなっているか
⑦	機器の種類、性能、台数、レイアウトなど設備は適切か
⑧	競合歯科医院の特徴と自院との力関係はどうなっているか
⑨	患者の評判はどうなのか
⑩	経営管理組織が整備されているか

8 分析データは３つのフィルターにかけろ

　経営分析を行うためには、まず分析するためのデータを過不足なく収集することが前提になります。
　しかし、実務的には、費用や時間の制約もあり、たいていの場合は、必要な分析データを十分に収集できていないというのが現状です。
　集めた分析データが、信頼できるデータかというのが次の前提条件です。米国でのエンロンなどの破綻を見てもわかるように、経営分析の基礎データとなる決算書は、故意に粉飾されることがありますし、また計算を誤ることもあります。
　わが国の場合には「決算とはどうにでもなるもの」「決算書は経営者の都合に合わせて作られるもの」などといった考え方もあるため、好況時と不況時では、決算書の内容に大きな違いが生じます。本当に役に立つ経営分析の結果を手に入れようとするには、あらかじめ決算書の粉飾を排除しなければならないのです。
　もうひとつの前提条件は、分析データの比較可能性ということです。たとえば、赤字を避けるために在庫の評価方法を変えたり、売上高の計上基準を変えたりした場合には、それ以前の年度とデータの不連続が生じています。
　このような場合には、新しい会計処理基準で、それ以前の年度を置き直し、比較できるようにしなければならないのです。これは他の歯科医院と比較する場合も同じです。

第1章　まずは経営分析の全体像を知ろう

同じ会計基準でなければ意味がない

	A歯科医院	B歯科医院	C歯科医院
売上高	4,300万円	4,300万円	4,300万円
医業費用			
減価償却費	500	200	0
その他	2,500	2,500	2,500
差引：利益	1,300万円	1,600万円	1,800万円

A歯科医院……定率法で500万円の減価償却費を計上
B歯科医院……定額法で200万円の減価償却費を計上
C歯科医院……減価償却費を計上していない

これでは比較分析することはできない！

・同じ会計基準に修正して比較するのが正しいが
　実務的にはこのような修正は簡単でない
・結局、分析比率などについて判断を下すときに
　この事実を加味することにとどまることになる

9 経営分析にも限界がある

　みなさんには、経営分析は事業経営をするに際してなくてはならないスゴイもの、という実感はあまりないと思いますが、経営実態をつかむ方法として、経営分析ほど大変便利なものはありません。

　経営分析は、歯科医院の収益性を高め、安全を守るための万能のツールであるともいえますが、このスゴイものも適切に利用されなければまったく役に立ちません。また、利用方法を間違うととんでもない結果をもたらします。経営分析は、毒にも薬にもなるのです。

　経営分析には、次のようないくつかの限界がありますが、これらの限界をよく知った上で、経営分析を行う必要があります。

　①分析データは過去のものである
　②分析データが正しくなければ、分析結果は正しくならない
　③数値で表現できない経営要素がたくさんある
　④含み損益は分析できない
　⑤不測の事態は予測できない
　⑥倒産の兆候をつかむことはできない

　経営分析は、表面的な数字を電卓で計算・分析してもうまくいきません。経営の実態に迫るようなものでなければ、経営改善に役立つ"貴重なデータ"は得られないのです。この意味でも、経営分析の限界を知ることが大切になります。

経営分析の限界

①分析対象となる決算書に記載されているデータは、一番新しいものでも前年のものになる。現在の状況を把握したり、今後の推移を判断するための資料としては、タイムラグと環境の変化を織り込まなければならない。

②粉飾された決算書では、経営の本当の姿がわからない。
　誤った情報にもとづく分析は、きわめて危険だ。

③経営内容や事業の将来性は、数値だけで計れない。院長の経営能力や医師としての技量、スタッフの資質や設備の内容、患者に対するサービスなど、目に見えないものの総体がその歯科医院のチカラになる。

④時価主義会計が主流になりつつあるが、決算書を見ても現在の本当の資産価値を把握することはできない。

⑤経営分析は、不測の事態に対する耐久力を予測することはできても、不測の事態が発生するかどうかを予知することはできない。

⑥お金が続く限り事業は継続でき、経営者の資金調達能力なども知らなければ、教科書のように倒産するかどうかを予知することはできない。

10 総合的に判断するのが鉄則

　経営分析では、経営状態が良いのか悪いのかを、直接的に評価し、判定することはできません。このため、通常、儲かっているか（収益性）、倒産の危険性はないか（安全性）、インプットとアウトプットの関係は良好か（生産性）、発展しているか（成長性）という4つの切り口から経営分析を行って、総合的に判断をします。

　分析される各種の比率や数値は、それぞれに独立したものではありません。収益性が悪くなれば、安全性に影響を及ぼすといったように、お互いに関連性をもっています。個々の比率や数値をバラバラに見ていたのでは、全体のバランスや経営状態の良し悪しの本当の姿はわかりません。

　一般的には、図のような「レーダーチャート」を描き、一番外側の円を業界の最高値、3番目の円を業界の標準値とすると、分析結果をこのレーダーチャートにプロットすれば、優れている点、劣っている点が、ビジュアルに、そしてバランスよく評価することができます。

　医師は患者の一つの症状だけで病名を特定することはありません。経営分析も同じです。経営を診断する人は「一つの数字や指標で物事を判断してはいけない」ということをよく理解した上で、象徴的な指標や物事をどう判断するか、これが腕の見せどころです。

第1章 まずは経営分析の全体像を知ろう

レーダーチャートにすると一目でわかる

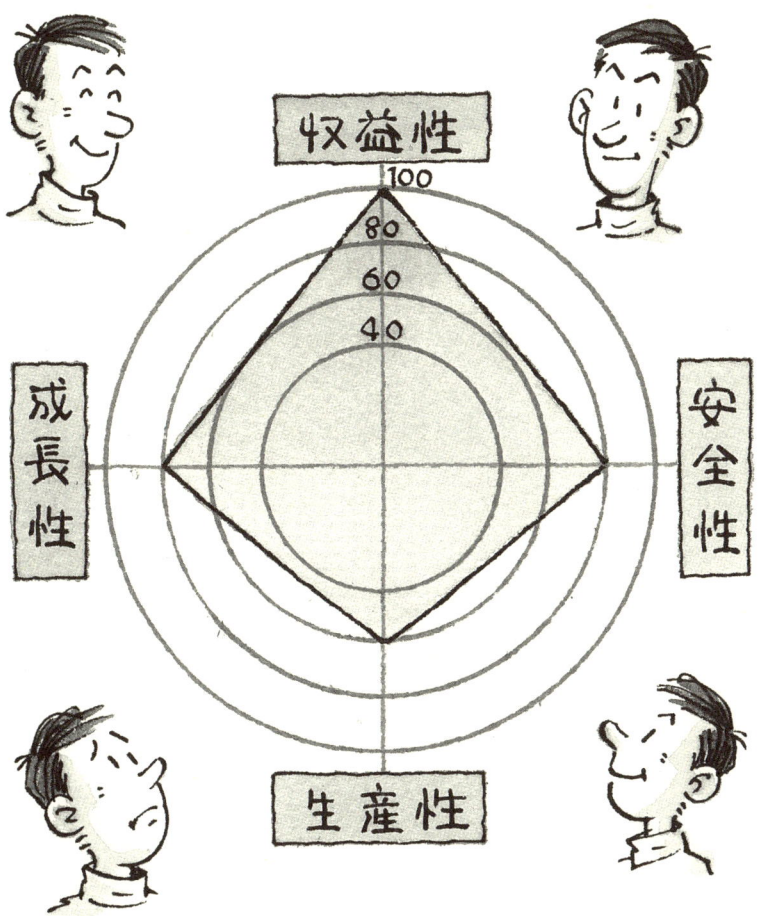

生産性が低いことが誰にでもわかる

第2章

これで簡単、決算書がわかる

1 決算書ってなんだろう？

　個人で事業を営む場合は、毎年1月1日から12月31日までの1年間分についての帳簿を締め、事業活動の結果と財政状態（財産・債務等の状況）についての成績を数字で表さなければなりません。これを「決算」といいます。

　医療法人の場合もまったく同じですが、医療法人の場合は帳簿をいつ締めるかについて、法人が決めることができる（定款に定めた日）ので、3月決算や7月決算など、決算のタイミングを自分の都合に合わせることができます。

　決算をしたことによって作られる"成績表（通信簿）"が「決算書」で、個人の場合は「貸借対照表」と「損益計算書」になります。そして、作成された決算書にもとづいて、個人事業であれば3月15日までに、医療法人であれば決算期末日から2ヵ月以内に、確定申告をすることになります。

　税務署に提出した確定申告書の控えが必ず手元にあるはずです。チョッとこれを取り出して見てください。青色申告をしていれば、所得税青色申告決算書というものが添付されていて、その中に損益計算書（51ページに記載）と、貸借対照表（41ページに記載）が必ずついているはずです。

　この本では、個人の歯科医院を中心にした経営分析を説明しようと考えていますので、まずこの2つの表をキチッと理解することからすべてがはじまります。

第2章 これで簡単、決算書がわかる

決算書は確定申告にも必要だ

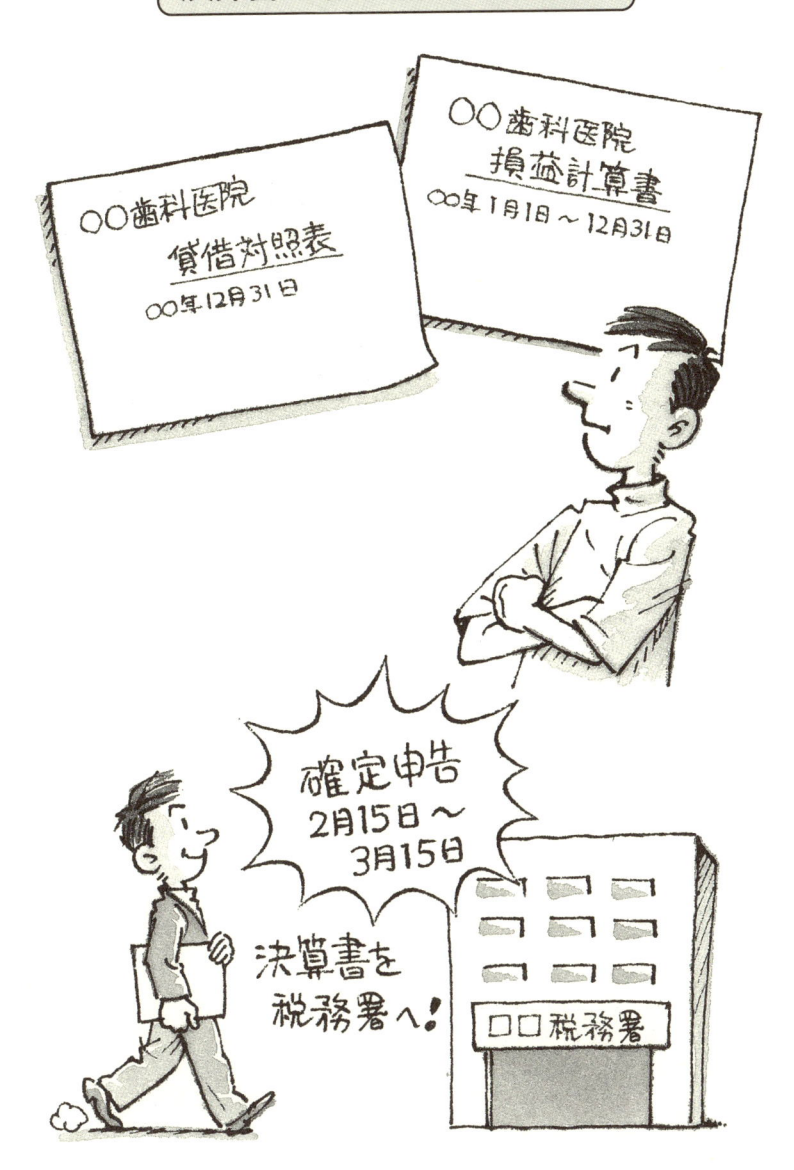

2 決算書ができるまでのステップ

　経営分析は、決算書や各種の経営資料を比較・分析して、経営状態を判断するものです。したがって、自分で経営分析をする場合はもちろんですが、分析結果を理解するためにも、決算書に何が書かれているのかくらいは、おおまかに知っておくことが必要です。

　伝統的な簿記の手順にしたがって、決算書ができるまでのステップを示すと、右の図のようになります。

　簿記の詳しい説明は省略しますが、簿記では取引を帳簿に記録するとき、必ず帳簿の「左側の欄」と「右側の欄」に分けて記入します。このため試算表の左（借方）と右（貸方）が一致します。

　試算表に集計された数字の中から「財政状態に関する部分」と「経営成績に関する部分」を切り分けてつくられるのが、貸借対照表と損益計算書です。そして、切り分けられた部分の貸借の差額が利益（または損失）といわれるものです。

　この関係を図で示すと右下の図になります。

　貸借対照表が資本の増減によって「利益」を計算し、損益計算書が収益と費用の差額で「利益」を計算するため、貸借対照表は「ストック」を、損益計算書は「フロー」を表す決算書であるといわれます。

　経営分析は、このストックとフローの両面を見るため、貸借対照表と損益計算書の両方を必要とするのです。

第２章　これで簡単、決算書がわかる

決算書ができるまで

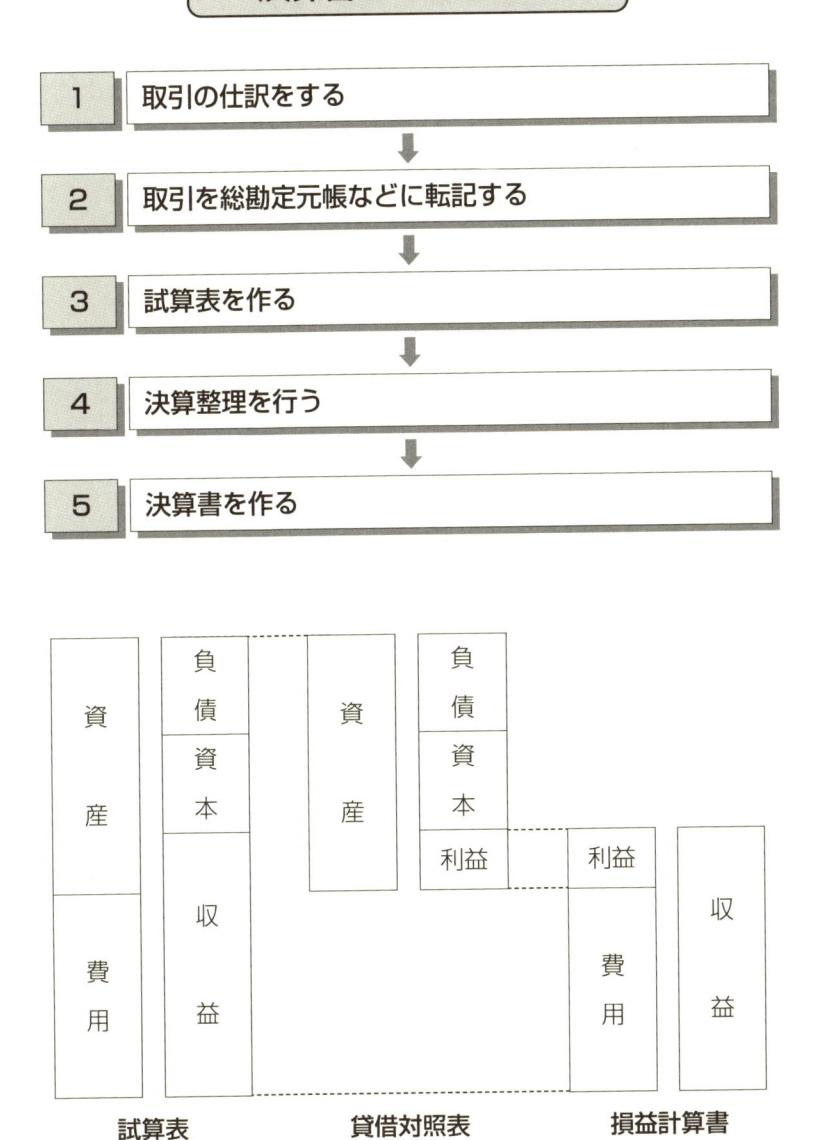

1	取引の仕訳をする
2	取引を総勘定元帳などに転記する
3	試算表を作る
4	決算整理を行う
5	決算書を作る

試算表	貸借対照表	損益計算書
資産／費用　負債／資本／収益	資産　負債／資本／利益	利益／費用　収益

39

3 貸借対照表ってどんなもの？

　貸借対照表（バランスシート。略してＢ／Ｓ）は、12月31日現在の歯科医院の「財政状態」を示す一覧表です。別の言い方をすれば、どのようにお金を集め、そのお金をどのように使っているかを示す表です。
　実際の貸借対照表は、右のページのようになっています。
　歯科医院を経営していくためには、人のほかに、お金や医療機器、パソコンなどさまざまなものが必要です。また、銀行からお金を借りたり、オーナーである先生が、個人財産を事業に注ぎ込んでいたりすることもあるでしょう。これらの財産、資金の出所などを、明確にするのが貸借対照表です。
　貸借対照表は、右と左の２欄に分けて記載されます。
　左側の欄を「資産の部」といい、ここには歯科医院の経営を行っていくために必要な財産、たとえば、実際のお金の有り高、支払基金への未収債権、医療機器などの明細を書きます。
　右側の欄は「負債・資本の部」といい、事業経営のために調達したお金、たとえば、銀行から借りたお金の残高、業者への未払金、消費税の未払額、オーナーが注ぎ込んだお金など、資金調達の内容を源泉別にして明細を書きます。
　複式簿記の原理にもとづいて作られた決算書の場合、貸借対照表での資金の運用（左側）と資金の調達（右側）は、必ず一致します。

第2章 これで簡単、決算書がわかる

貸借対照表（資産負債調）

（平成　年　月　日現在）

資産の部

	科　目	月　日（期首）	月　日（期末）
		円	円
	現　　金　　預　　金		
	当　座　預　金		
	定　期　預　金		
	その他の預金		
	受　取　手　形		
	売　　掛　　金		
	有　価　証　券		
	棚　卸　資　産		
	前　　払　　金		
	貸　　付　　金		
	建　　　　　物		
	建物附属設備		
	機械　装置		
	車　両　運　搬　具		
	工具　器具　備品		
	土　　　　　地		
	事　業　主　貸		
	合　　　　　計		

負債・資本の部

科　目	月　日（期首）	月　日（期末）
	円	円
支　払　手　形		
買　　掛　　金		
借　　入　　金		
未　　払　　金		
前　　受　　金		
預　　り　　金		
貸倒引当金		
事　業　主　借		
元　　入　　金		
青色申告特別控除前の所得金額		
合　　　　　計		

（注）「元入金」は、「期首の資産の総額」から「期首の負債の総額」を差し引いて計算します。

● 65万円の青色申告特別控除を受ける人は、必ず書いてください。それ以外の人でも、わかる箇所は必ず書いてください。

製造原価の計算

（原価計算を行っていない人は、記入する必要はありません）

	科　目	金　　額
原材料費	期首原材料棚卸高	① 円
	原材料仕入高	②
	小　計（①+②）	③
	期末原材料棚卸高	④
	差引原材料費（③-④）	⑤
労　務　費		⑥
外　注　工　賃		⑦
電　力　費		⑧
水　道　光　熱　費		⑨
修　繕　費		⑩
減　価　償　却　費		⑪
その他の製造経費		⑫
		⑬
		⑭
		⑮
		⑯
		⑰
		⑱
		⑲
雑　　費		⑳
計		㉑
総製造費（⑤+⑥+㉑）		㉒
期首半製品・仕掛品棚卸高		㉓
小　計（㉒+㉓）		㉔
期末半製品・仕掛品棚卸高		㉕
製品製造原価（㉔-㉕）		㉖

（注）⑯の金額は、1ページの「損益計算書」の⑧欄に移記してください。

4 貸借対照表をザックリと見る

　前ページの貸借対照表ではハッキリとわからなかったでしょうが、貸借対照表の中に示されている現金預金、医業未収金、支払手形などの勘定科目は、資産は"早くお金になる"順番で、負債は"早くお金を支払う"順番で、上から順に並べて表示されています。したがって、資産の一番上には常に現金預金が記載され、おおむね右の図のような順で並べられます。

　経営分析においては、流動資産と固定資産、流動負債と固定負債の金額が重要になりますが、区分の基準としては「1年基準（ワンイヤールール）」が使われています。

　1年基準とは、決算日の翌日から起算して、資産であれば、1年以内に現金となる資産を流動資産とし、1年を超えて現金となる資産を固定資産とする基準です。

　負債であれば、1年以内に返済しなければならない負債を流動負債とし、1年を超えて返済期限がくる負債は固定負債とする基準です。

　確定申告書に添付されている貸借対照表では、借入金は1項目ですが、右の貸借対照表では、短期借入金と長期借入金と2つに分かれています。

　定期預金・貸付金・借入金などについて長短の区分をまず行って、右の図のような貸借対照表にまとめることが、経営分析の出発点になります。

第2章 これで簡単、決算書がわかる

分析用の貸借対照表はこう整理する

貸借対照表（B／S）

〔借　方〕　　　　　　　　　　　　　　　　〔貸　方〕

資産の部		負債及び資本の部	
流動資産	現金預金 医業未収金 棚卸資産 その他 貸倒引当金	流動負債	支払手形 買掛金 短期借入金 未払費用 その他
固定資産	建物 医療器械 器具備品 敷金保証金 その他	固定負債	長期借入金 その他
^^	^^	負債合計	
^^	^^	事業主借	
繰延資産	創立費・開業費	元入金	
事業主貸		所得（利益）金額	
^^	^^	資本合計	
資産合計		負債・資本合計	

　　　　　　　↑ ───一致する─── ↑

5　資産は４つに分類する

　確定申告書に添付されている貸借対照表の資産は分類がハッキリしないので、分析できるように、流動資産・固定資産・繰延資産・事業主貸の４つに分類します。

　流動資産は、短期間（１年以内）に現金や費用になる資産で、
　①早く確実にお金になる当座資産
　②患者に販売したり装着したりすることによってお金になる棚卸資産
　③これ以外のもので１年以内にお金になるその他流動資産
に分類されます。

　固定資産は、１年以上の長期にわたって診療に使われる資産で、
　①医療機器や車などのように具体的な形のある有形固定資産
　②借地権などのように目に見えない権利である無形固定資産
　③保険積立金などのように事業には直接関係がないが、回収に１年以上かかる投資等
に分類されます。

　繰延資産は、本来、費用とすべきものですが、金額が大きいので数年にわたって費用化するために仮に資産としたものです。

　事業主貸は、その年に、クリニックのお金の中から院長が生活費など個人的な目的で持ち出したお金の累計額のことをいいます。事業主勘定（貸借がある）は、翌期首にはゼロになり、元入金になってしまいますので要注意です（48ページ参照）。

第2章　これで簡単、決算書がわかる

流動資産と固定資産の例示

流動資産	当座資産	現金預金	現金、当座預金、定期預金及びその他の預金（1年内に満期がくるもの）
		売上債権	受取手形、売掛金（医業未収金）
		短期売買有価証券	
	棚卸資産	薬品・材料・仕掛品（技工途上の未完成品）消耗材料品・貯蔵品	
	その他流動資産	前払金・未収入金・短期貸付金（1年内に返済されるもの）・前払費用・仮払源泉税・貸倒引当金	
固定資産	有形固定資産	建物、建物付属設備、構築物、機械装置、車両運搬具、工具器具備品、土地	
	無形固定資産	借地権、賃借権、ソフトウエア	
	投資等	投資有価証券、出資金、定期預金（1年を超えて満期がくるもの）、長期貸付金（1年を超えて回収されるもの）、保険積立金、敷金保証金	

6 負債・資本は３つに分類する

　貸借対照表の右側の欄には、事業経営をするためのお金をどのような方法で、どれだけ調達しているか（これを「資金調達の源泉」といいます）が記載されています。

　したがって、これらを資金調達の源泉別に、負債・事業主借・資本の３つに分類します。

　負債は、他人から借りたお金で、将来返済しなければならないものです。他人資本といいます。

　負債の部もワンイヤールールをもとに、流動負債と固定負債とに分けます。勘定科目の並び方も、資産の部と同じように、流動性配列法により、早くお金を支払う順番で、上から並べて表示します。

　事業主借は、この１年間にオーナーが事業に注ぎ込んだお金の累計額です（48ページ参照）。

　資本には、元手としたお金などの繰越金と今年の儲けが記載されます。

　日常の生活において、他人からお金を借りるということでイメージするのは「借入金」ですが、事業活動では、仕入れた品物の代金支払を、一定期間、待ってもらったりするのも資金調達になります。資金調達の手段をよくわかるように表現するために、支払手形・買掛金・未払金・前受金などの勘定科目が設けられています。

第2章 これで簡単、決算書がわかる

貸借対照表の右側に記載されるもの

負債	流動負債	仕入債務	支払手形、買掛金
		短期借入金（借入金のうち1年内に返済予定のもの）	
		未払金、未払費用、前受金、預り金、未払消費税、その他の流動負債	
	固定負債	長期借入金（借入金のうち1年を超えて返済する部分）、退職給付引当金	
事業主借			
資本	元入金		
	青色申告特別控除前の所得金額		

医院経営のために
お金をどこから
調達したのか…？

7 元入金と事業主勘定の関係はこうなっている

　資本の部に記載される元入金は、名前から判断すると、会社の純資産の部に記載される株主資本のようなものと思ってしまいますが、株主資本とはかなり違います。

　「元入金」は、年度が変わるつど、右の図の計算式により計算され、毎年変動します。

　元入金は、事業が儲かっている場合には翌期に増加します。しかし、①や③のケースでわかるように、前年末に事業主勘定の残高がある場合は、儲かっているかどうかには関係なく、翌期首の元入金が増減します。

　「事業主貸」とは、事業主（院長）の個人的な生活のために、お店や診療所等の事業のお金を持ち出した場合、あるいはお店や診療所等の事業のお金で、事業主の個人生活のためのお金を支払った場合などのように、事業主に渡した家事関連費、あるいは所得の計算上別の扱いとなるもののことをいいます。

　反対に「事業主借」とは、事業主（院長）がお店や診療所等の事業で使用するお金を、個人財産から診療所等に入れた場合などのことをいいます。

　事業主は、事業資金の中から儲けの範囲内で生活費を引き出すのがふつうのパターンですので、①のようなケースが普通になります。また、事業主貸が大きくなると、翌期首の元入金がマイナスになったりすることもあります。

元入金の計算

期首元入金＝前年末元入金－前年末事業主貸
　　　　　－仮払源泉税
　　　　　＋前年末事業主借
　　　　　＋前年の青色申告控除前の所得金額

	①	②	③
前期末の元入金	100	100	100
前期末の事業主貸	40	0	0
前年末の事業主借	0	0	200
仮払源泉税	20	20	20
前年の所得金額	50	50	▲50
翌期首の元入金	90	130	230

①利益だったが、事業主の持ち出しがあったため、翌期の元入金は前期より減少している。
②事業主の持ち出し、注ぎ込みがなかったので、翌期の元入金は、利益と仮払源泉税の差額で増加となった。
③赤字だったが、事業主の注ぎ込みが大きかったため、翌期の元入金は増加している。

8 損益計算書ってなんだろう？

　損益計算書（プロフィット・アンド・ロス・ステートメント。略してP／L）は、1月1日から12月31日までの1年間の「経営成績」、つまり診療をすることにより、どれだけの収入があり、その収入を得るためにどれだけの費用を使い、結果としてどれだけの利益を残すことができたかを示す表です。

　個人が事業を行ったり、会社が経営を行ったりするのは、利益を得ることを目的としています。歯科医院の経営も同じです。損益計算書は、この事業経営の目的である利益をどのようにして獲得したのかを表すものです。

　損益計算書の基本的な計算の仕組みは「収益－費用＝利益（損失）」ですが、個人事業の場合には、右の図のような損益計算書が使われます。

　収益や費用には、診療に関連するもの、付随する事業に関連するもの、事業の運営に関連して間接的に発生するものなどさまざまなものがあります。

　これらの収益と費用を、全体で対比して利益の計算を行っても、事業活動の結果を正確に知ることはできません。このため、収益と費用をいくつかに分類して利益の計算を行うことが原則となっています。

　また、このことにより、儲けや赤字の出る原因が一目でわかるようになります。

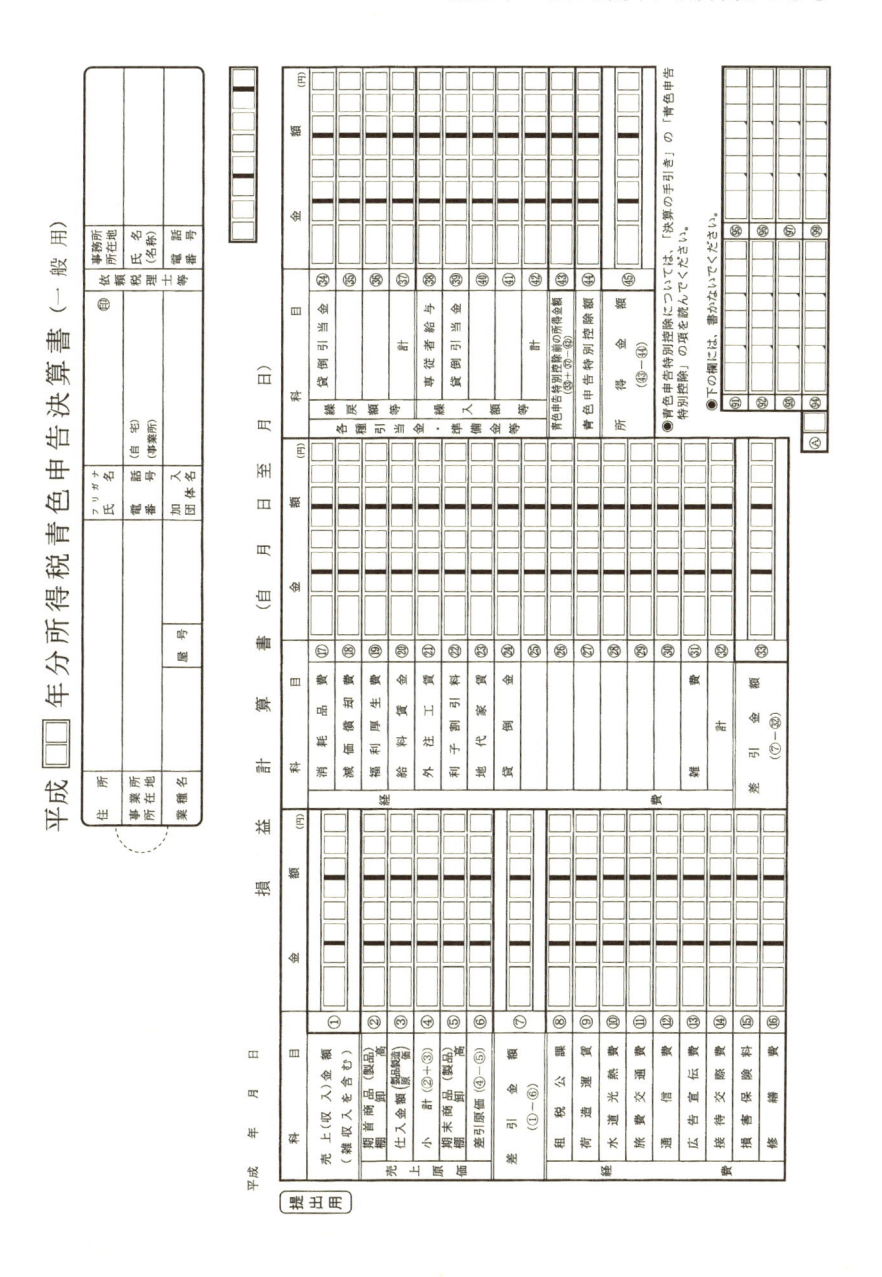

第2章 これで簡単、決算書がわかる

9 個人の損益計算書と法人の損益計算書との違い

　個人事業の損益計算書は、法人の損益計算書と比べた場合、ものすごくシンプルです。一番上の「売上（収入）金額」は、保険診療収入・自費診療収入・検診収入・歯ブラシの売上高などです。

　法人の場合には、主たる事業活動に付随する収益（受取利息や配当金など）や臨時的な収益（事業用資産の売却益など）も、営業外利益や特別利益として利益の計算に含めますが、個人の所得税の計算では別の所得となるため、これらは売上（収入）金額にはなりません。

　売上原価と経費は、売上（収入）金額を得るために直接かかった費用と医院の管理費用で、法人の売上原価と販売費及び一般管理費に相当します。

　ただし、法人の場合には、営業外費用となる支払利息や診療費減免損などは個人事業では経費となり、一方、事業用資産の売却損などは別の所得となるため、経費とはなりません。

　貸倒引当金の繰入れ・戻入れ、専従者給与は経費に含まれず、「差引金額②」に加減算されるのも法人と異なります。

　「差引金額①」は、主たる事業である医業活動によって得た利益で、法人の場合の売上総利益に相当し、「差引金額②」は営業利益に相当します。

　また、個人の所得計算においては、税引後という考え方がないため、税引前とか税引後といった利益概念はありません。

第2章　これで簡単、決算書がわかる

損益計算書の比較

〔法人の場合〕

Ⅰ．売上高
Ⅱ．売上原価
　　売上総利益
Ⅲ．販売費及び一般管理費
　　営業利益
Ⅳ．営業外収益
Ⅴ．営業外費用
　　経常利益
Ⅵ．特別利益
Ⅶ．特別損失
　　税引前当期純利益
　　法人税及び住民税等
　　当期純利益

〔個人事業の場合〕

Ⅰ．売上（収入）金額
Ⅱ．売上原価
　　差引金額①
Ⅲ．経　　費
　　差引金額②
Ⅳ．各種引当金・準備金等
　　差引：青色申告特別控
　　　　　除前の所得金額

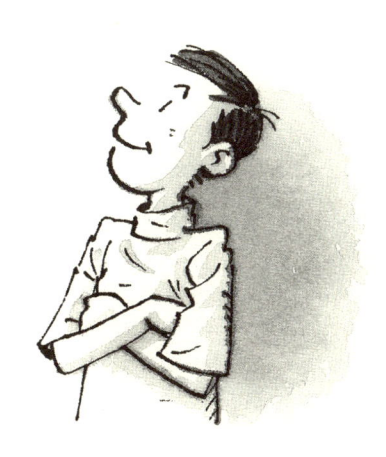

10 専従者給与ってな〜に？

　所得税の計算では、生計を一にする家族従業員（奥様・子ども・両親など）に対する給与は、事業所得の計算をする場合、必要経費とすることはできません。しかし、青色申告者で税務署に届出をした場合には、それら家族従業員に対して支給する給与を「青色専従者給与」として必要経費にすることができます。青色申告者であっても、届出がないと必要経費にはならないので注意しなければなりません。

　青色事業専従者以外の人に対する給与は、損益計算書の「給料賃金⑳」に記載されますが、青色事業専従者に対する給与は、各種引当金・準備金等の「専従者給与㊳」の欄に記載されます。

　専従者給与は、税制の建前上は、その家族従業員が年間の半分以上の期間、その事業に従事していることが前提となっていますが、労働実態のない専従者も多く、その実態は必ずしも制度が予定したようにはなっていません。

　経営分析で、専従者給与を一般の従業員と同じ給与と考えるか、オーナーの隠れ所得と考えるか微妙なところですが、この本では、給与に含めて考えることにします。それは、法人の場合も、理事として給与を家族に分配する例が多く、どちらも同じと考えたほうがよいからです。

　なお、青色事業専従者として給与の支払を受ける人は、配偶者控除または扶養控除の対象とすることはできません。

青色事業専従者とは

　個人事業主が親族に対し、労務の対価として支払う給与は、事業を行うための経費性を有する労務の対価なのか、扶養の立場からの家計的な支払なのかを区別することができません。

　このため、所得税法では、事業主が「生計を一にする親族」に支払った給与は、その事業主の事業所得の計算上、必要経費にはならないと定めています。

　しかし、青色申告者については、帳簿の記録により事業と家計とが明確に区分され、給与支払の事実も確認できるので、以下の要件のすべてに該当する親族の給与は、特例的に、事業所得の計算上、必要経費とすることができます。

◆青色事業専従者の要件◆

1．事業主と生計を一にする配偶者その他の親族である
2．その年の12月31日現在で年齢が15歳以上である
3．事業主の営む事業に従事していた期間がその年を通じて6ヵ月を超える人である
4．「青色事業専従者に関する届出書」をその年の3月15日までに提出している

第3章

儲ける力をチェックする

1 経営分析は収益性の分析からはじめる

　事業経営の良し悪しを分析する場合、一番大事なことは、その事業体に利益を生み出す力があるかどうかです。
　つまり「収益力」という見方です。成長性や安全性など収益力以外の指標ももちろん大切ですが、それらは収益力があってこその話です。
　この「収益力」は、ふつう、医院が稼いだ売上高や投下した資本の規模に対して、どれだけの利益を上げているかによってはかります。
　大勢の患者がきても、儲からなければ「収益力」が大きいとはいえません。立派なクリニックをつくり、ユニットをたくさん並べても、それに見合った患者がこなければ儲からず、「収益力」が大きいとはいえないのです。
　収益力とは「資本の効率」、言い換えると「いくらのお金を使ってどれだけ儲けたか」ということであり、その収益力をはかる指標が「収益性」、収益力がどうなっているかを分析することが「収益性の分析」です。
　効率的な経営、収益性の高い経営とは、元手（資本）が小さく、得られる利益が大きい経営のことをいいます。したがって、1億円の元手を使って300万円の利益しか上げられない事業より、1,000万円の元手を使って100万円の利益を上げる事業が「収益性が高い」といえるのです。

第3章 儲ける力をチェックする

第15回医療経済実態調査に見る個人歯科医院の現状

Ⅰ. 医業収入
  1 保険診療収入　　3,076 千円／月　　86.7%
  2 その他の収入　　　468　　　　　　13.3
　　　　　　　　　　3,544　　　　　　100.0

Ⅱ. 医業費用
  1 給与費　　　　　　981　　　　　　27.6
    （うち専従者給与　295）
  2 医薬品費　　　　　 42　　　　　　 1.2
  3 歯科材料費　　　　196　　　　　　 5.5
  4 委託料　　　　　　347　　　　　　 9.8
  5 減価償却費　　　　156　　　　　　 4.4
  6 その他の費用　　　474　　　　　　13.4
　　　　　　　　　　2,197　　　　　　61.9

Ⅲ. 収支差額　　　　1,351 千円／月　　38.1
Ⅳ. 資産合計　　　　54,806
Ⅴ. 負債合計　　　　27,548
    （うち借入金　　22,627）
Ⅵ. 資本合計　　　　27,257

59

2 収益性の分析には３つのチェックポイントがある

　歯科医院の経営など、事業を行うことの目的は、利益を上げ、そのことによって自らの事業規模を拡大し、社会に貢献することです。

　そして、利益を上げるために、診療所を借りたり、医療機器や材料などを購入し、従業員を雇ったり、また借金をしたりもします。利益を生むために、このようにまず元手（資本）をかけるわけです。

　収益力とは、いくらの元手を使ってどれだけ儲けたかということです。このため、収益性の分析では、資本利益率が基本的な分析比率になりますが、次の３つの観点から分析されます。

　①どれだけの元手を使って、どれだけの利益を上げることができたのか（**資本利益率**）
　②１年間の売上高に対して、どれほどの利益を残すことができたか（**売上高利益率**）
　③元手を、いかに効率よく利益に結びつけているか（**資本回転率**）

　資本利益率は、経営者が他人資本（負債）と自己資本（元入金）を元にして、それらをいかにうまく活用し、利益を上げているのかを見るものです。

　したがって、多くの場合、分母の資本は総資本（自己資本＋他人資本）になります。

第3章　儲ける力をチェックする

総資本利益率

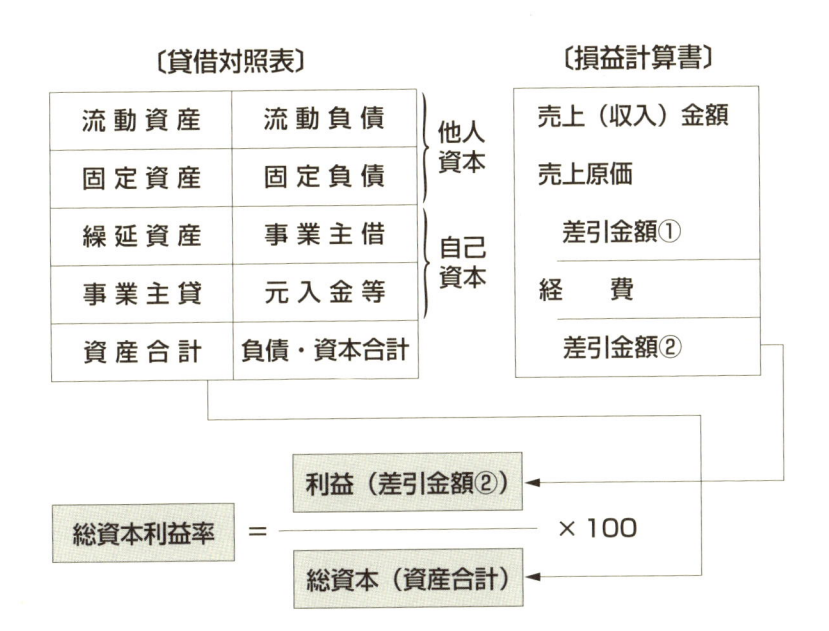

〔貸借対照表〕

流動資産	流動負債	｝他人資本
固定資産	固定負債
繰延資産	事業主借	｝自己資本
事業主貸	元入金等
資産合計	負債・資本合計

〔損益計算書〕

| 売上（収入）金額 |
| 売上原価 |
| 差引金額① |
| 経　　費 |
| 差引金額② |

$$総資本利益率 = \frac{利益（差引金額②）}{総資本（資産合計）} \times 100$$

（注）中小企業の場合、オーナーが会社のお金を持ち出したり、会社にお金を貸したりすることはよくあるが、生活費の持ち出しは法人の場合役員給与になり、その分資産合計が小さくなる。したがって、個人の場合の総資本は事業主貸を控除したものと考えたほうがより法人に近いものとなる。
　　また、本章「10.経営資本とはどういうものか」（76ページ）を参照のこと。

3 総資本利益率はどの程度あればよいか？

　総資本利益率は、高ければ高いほど収益力があることになります。しかし、スタッフを必要以上に削ったり、施設の老朽化を放置したりしたままでの利益率のアップであれば、それは適正な利益率ではなく、将来の衰退の原因をつくっていることになるかもしれないのです。

　平成17年6月に実施された「第15回医療経済実態調査」の収支差額を利益とみなして資本利益率を計算すると、歯科医院の総資本利益率は、個人経営で30％前後、法人経営で25％前後になります。

　院長の給与（生活費）、従業員のボーナス、決算修正などを考慮に入れて収支差額を再計算すると、平均的な歯科医院の総資本利益率は10～15％前後になります。

　総資本利益率が5％を下回る場合は、経営は要注意です。利益率が低い原因を解明し、急いで対策を打たなければなりません。とくに、土地を取得し、医院を建築した場合には、資本の回転が遅くなり、借入金の返済も負担になるので、下手をすると命取りになりかねない危険性もあります。

　高収益は、そう長くは続かないものです。収益力が高く、資金的に余裕があるときに、将来の布石を打っておくこと——これがあなたの歯科医院を一回り大きく発展させる大切なポイントになります。

第3章　儲ける力をチェックする

どちらが優れてる？

	A歯科医院	B歯科医院
売上金額	5,000万円	1億円
利　　益	500万円	700万円
投下資本	8,000万円	8,000万円

●売上高利益率
　A歯科医院：500万円÷5,000万円＝10％（優れてる）
　B歯科医院：700万円÷1億円＝7％

●資本回転率
　A歯科医院：5,000万円÷8,000万円＝0.625回
　B歯科医院：1億円÷8,000万円＝1.25回（優れてる）

●資本利益率
　A歯科医院：500万円÷8,000万円＝6.25％
　B歯科医院：700万円÷8,000万円＝8.75％（優れてる）
　（注）8,000万円の定期預金をして、いくらの利息がついているか
　　　と考えれば簡単。

4 総資本利益率は2つに分解して検討する

　総資本利益率は、どれだけのお金を事業に注ぎ込み、その事業からどれだけのリターンを得ることができたかを示す指標です。事業規模が違っていても、簡単に比較することができます。このため総資本利益率は、収益性を分析するためのツールとしては、極めつきのスグレものです。

　しかし、総資本利益率の良し悪しだけでは、原因分析や経営上の長所や欠陥の解明、あるいは競争相手との違い、といったことを知ることができません。

　このため、一般的には、総資本利益率を売上高利益率と総資本回転率の2つに分解し、利幅の厚さと資本の回転速度の2つの側面から、より詳しい検討が行われます。

　総資本利益率を高めるには、売上高利益率を高めるか、総資本回転率を高めなければなりません。

　しかし、この2つを同時に高めるのは、実際には大変ムズカシイことなのです。たとえば、利益率を高めようと設備投資をすると、利益率は高くなりますが、資本が増加し、資本の回転率は低くなってしまいます。また、自費診療の単価を安くして、多くの患者を呼べば、総資本回転率は高くなりますが、利益率は低くなります。

　「どちらを先に高めるか」——これをよく考えることが、医院の経営戦略上の大事なポイントです。

第３章　儲ける力をチェックする

総資本利益率を２つに分解する

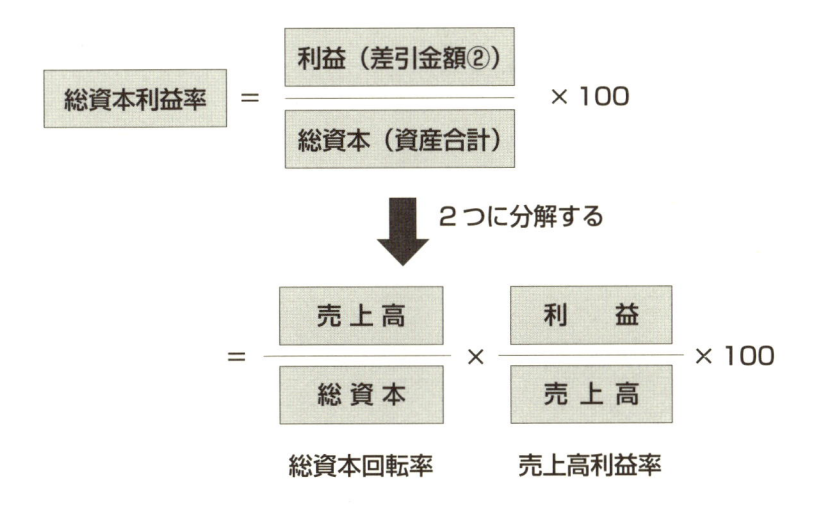

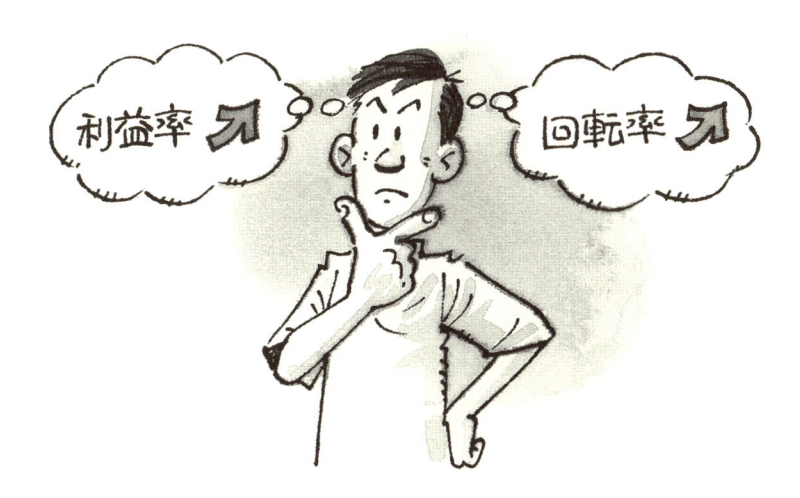

総資本利益率 ＝ $\dfrac{\text{利益（差引金額②）}}{\text{総資本（資産合計）}}$ ×100

↓ ２つに分解する

＝ $\dfrac{\text{売上高}}{\text{総資本}}$ × $\dfrac{\text{利益}}{\text{売上高}}$ ×100

　　総資本回転率　　　売上高利益率

5　儲けの度合いをつかむ売上高利益率

　総資本利益率は、売上高利益率と総資本回転率とに分解して分析されます。

　売上高利益率は、売上高に対しいくらの利益（損益計算書の差引金額②）を上げたかを見るものです。同じ利益額であれば、売上高が少ない歯科医院のほうが、上手な経営を行っているといえます。

　したがって、売上高利益率は高ければ高いほど、営業活動の効率が良いと判断されます。

　売上高利益率は、業績を数年間にわたって時系列的に比較分析したり、売上規模の異なる歯科医院を比較して、採算の良し悪しを判断したりするときのように、金額だけで判断できない場合に使われます。

　売上高利益率は、業種や規模によって、また経営環境によってかなり違うという特徴があるので、この指標を見る場合は、競争相手よりも上回っていることや、前年よりアップしていることが大切になります。

　いくら売上高が多くても、利益が少ないのでは、経営がうまくいっているとはいえません。また、毎年利益の額が増えていても、売上高利益率が低下している場合は、収益力低下の表れです。このような場合には、すぐに原因を明らかにし、遅くならないうちに対策を講じなければなりません。

第3章　儲ける力をチェックする

売上高利益率

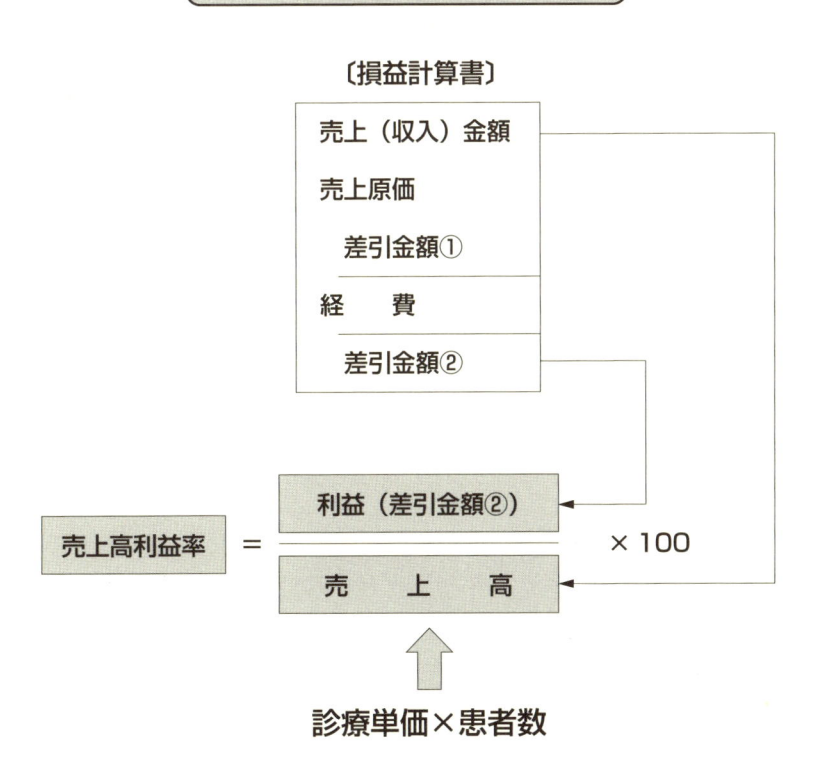

〔損益計算書〕

| 売上（収入）金額 |
| 売上原価 |
| 差引金額① |
| 経　　費 |
| 差引金額② |

$$売上高利益率 = \frac{利益（差引金額②）}{売上高} \times 100$$

売上高 ← **診療単価×患者数**

（注）差引金額②は、各種引当金・準備金の欄に記載した専従者給与や貸倒引当金の戻入・繰入額を経費に加算して計算した金額とします。

6 利益率を上げるにはどうするか？

　分子の利益は、売上高の合計から売上原価と経費を差し引いて計算します。したがって、利益の額を大きくするには、売上高を大きくするか、売上原価や経費の額を小さくするかをしなければなりません。

　利益の額は、売上高が大きくなれば増えます。これは、経費の中に、人件費などのように売上高にスライドしない固定費が含まれているためです。

　売上高は、

診療単価×患者数

なので、原因または改善すべき点がそのどちらなのかを考える必要があります。また、本業以外の雑収入が多くて売上高が大きくなっている場合もありますので注意すべきです。

　次に、売上原価や経費が問題になります。もし十分な売上高がありながら、利益が低い場合は、経費などにムダなものや事業に関係がないものがあると疑うべきでしょう。また、前年と比べて、どのような費用が増えているのかもチェック対象です。

　材料費や技工料などの外注費は、売上高にスライドして増えたり減ったりする費用ですから、単価の引き下げなど、売上高に対する割合が少なくなる方向での検討が重要になります。また、人件費や家賃のような固定費は、絶対額を削れるだけ削る方向にもっていくことが大事になります。

第3章　儲ける力をチェックする

売上高利益率の分析手順

売上高は減っていないか？

⬇

売上高利益率は低下していないか？ ➡ 売上高原価率が上昇していないか、材料費率等をチェックする

⬇

売上高経費率が上昇していないか？

⬇

経費の総額が増加していないか？

⬇

経費の中にムダなもの（3K＝交際費・広告費・交通費）が含まれていないか？

⬇

金融費用などが多くないか？

⬇

利益（差引金額②）は少なくないか？

7 資本はうまく活用されているか？

　総資本利益率を分解した場合のもう一つの要素は、総資本回転率です。

　借金したお金を含め、元手となるお金（資本）は、材料・薬品の仕入代金、人件費、家賃の支払など、さまざまな形で使われた後、診療の対価である売上高として回収され、再び医院のお金として戻ってきます。

　総資本回転率とは、事業活動に投入された資本が1年間に何回活用されたかを表す指標です。別の言い方をすれば、どれだけの資本を使って、何倍の売上高を上げることができたかということを示すものです。

　そして、回転率が高いということは、少ない元手で大きな成果を上げていることであり、効率的な経営をしていることを意味します。

　総資本回転率が低い場合は、ムダな資本がないか、稼働していない資産がないか、不要品の売却ができないか、ムダな借入金はないかなどが検討されなければなりません。

　回転率は、資産が1回転するのに何ヵ月かかるかという見方もできます。これを回転期間といいますが、12ヵ月を回転率で割ると求められます。

　A歯科医院の場合は6ヵ月、B歯科医院の場合は4ヵ月で総資産が1回転することになります。

第３章　儲ける力をチェックする

総資本回転率

〔貸借対照表〕

流動資産	流動負債
固定資産	固定負債
繰延資産	事業主借
事業主貸	元入金等
資産合計	負債・資本合計

流動負債・固定負債 → 他人資本
事業主借・元入金等 → 自己資本

〔損益計算書〕

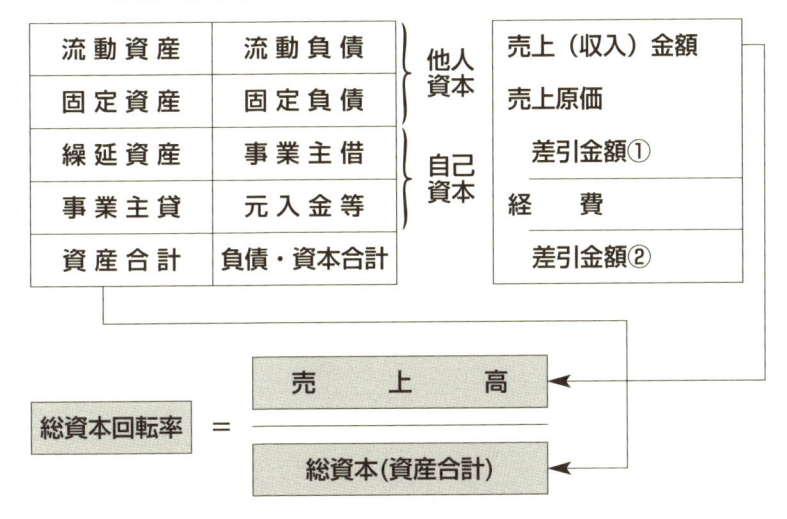

売上（収入）金額
売上原価
　差引金額①
経　　費
　差引金額②

$$総資本回転率 = \frac{売上高}{総資本（資産合計）}$$

	A歯科医院	B歯科医院
総資本	2,000万円	1,000万円
売上高	4,000万円	3,000万円

$$総資本回転率 = \frac{4,000}{2,000} = 2回$$

効率が悪い

$$総資本回転率 = \frac{3,000}{1,000} = 3回$$

効率がよい

8 資産ごとに回転率を見る

　総資本回転率は、ふつう、売上債権回転率・棚卸資産回転率・有形固定資産回転率に分解して検討されます。

　売上債権は、保険診療と自費診療の未収額ですが、支払基金などの未収額は、2ヵ月後の入金と決まっています。このため、自費診療の未収が多額でなければ、売上債権回転期間はどこの歯科医院も2ヵ月前後になります。

　売れない在庫は「罪庫」となりますが、歯科医院の場合には、多額の在庫をもつことがないので、棚卸資産の回転率が経営効率に影響することはマレです。

　有形固定資産は、土地・建物、内装工事代、医療機器、車、器具備品などですが、これらは多額の資金が投入されるのがふつうです。

　設備投資をすると、設備の稼働状況や売上高の伸びとは関係なく、減価償却費・保険料・税金・保守料などの固定経費がかかります。さらに、これらの購入資金を借入れで行った場合には、金利や借入金返済のための資金負担も加わります。

　設備の老朽化は、有形固定資産回転率のアップにつながりますが、生産性の低下をまねき、コスト高と採算の悪化、さらには患者離れによる売上減につながります。

　したがって、有形固定資産については、バランスのとれたムリのない設備投資を行うことが大切になります。

第3章 儲ける力をチェックする

3つの回転率に分解する

売上債権回転率（回） ＝ $\dfrac{売上高}{売上債権}$

回転期間として見る場合

売上債権回転期間（月） ＝ $\dfrac{売上債権}{売上高 \div 12}$

棚卸資産回転率（回） ＝ $\dfrac{売上高}{棚卸資産}$

有形固定資産回転率（回） ＝ $\dfrac{売上高}{有形固定資産}$

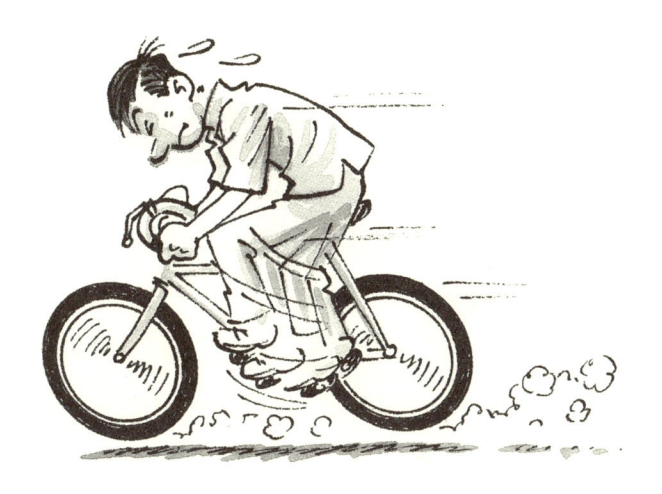

9 総資本回転率を高めるにはどうするの？

　総資本回転率を上げるには、総資本を減少させる、売上高を増加する、その双方を同時に行う——この3つの方法しかありません。

　診療単価の低迷、1歯科医院当たりおよび歯科医師1人当たりの患者数の減少という環境下で、診療収入を伸ばすことは容易ではありません。しかし、立地条件の見直し、差別化、診療技術のアップ、接客力の向上などにより、潜在患者の掘り起こしと、今きている患者への一層のサービス提供をすることで、収入増をはかることになります。

　総資産を圧縮するには、不要な資産を売却し、自費診療の代金回収を早め、その資金で借入金などの他人資本の減少をはかることが一番です。しかし、極端に回転率が高いのは、総資産の貧弱さをさらけ出しているようなものですから、ほどほどの回転率でなければなりません。

　総資本回転率は、業種や業態によって大きな違いが生じるので、総資本回転率は、必ず業界・業種の標準値や平均値を使用しなければなりません。歯科医院の平均的な総資本回転率は、おおむね年0.8回転前後になります。

　利益率が変わらずに、回転率が平均以下になってきたときは、お金になるスピードも遅くなり、資金的にも不足が生じるので、徹底してその原因を突きとめなければなりません。

第3章 儲ける力をチェックする

第15回医療経済実態調査に見る総資本回転率

$$\text{総資本回転率（回）} = \frac{\text{売上高 42,528千円}}{\text{総資本 54,806千円}} = 0.78\text{回}$$

（注）売上高 3,544千円／月×12ヵ月＝42,528千円

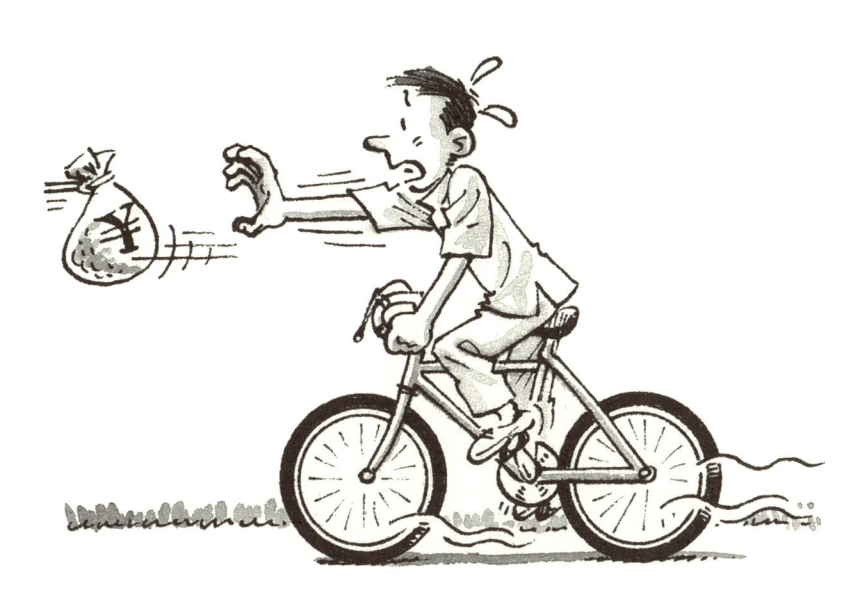

10 経営資本とはどういうものか？

　収益性の分析で使う資本として、これまで総資本を取り上げてきました。

　それは、収益性の分析が、元手をいかにうまく活用したかということを見るものであるため、自己資本と他人資本の合計である総資本を考え方の基本とすることが、もっとも適切と考えるからです。

　歯科医院の貸借対照表を見ると、いろいろな資産が計上されています。そして、内容をよく見ると、医院の経営活動とは直接関係のないものや、実際には利用されていないものなどが含まれている場合があります。たとえば、建設仮勘定・貸付金・遊休固定資産などです。

　経営資本とは、総資産から医院の経営に関係のない資産を除いたもの、すなわち医院の経営に本当に使われている資産のことをいいます。

　経営資本利益率は、分母の総資産からムダなものを省き、総資本利益利率をさらに純化した経営指標ですので、歯科医院が実際の事業活動からどのくらいの収益を上げているかをより明確に分析することができます。

　実際の経営資本がいくらになるかは、外部からの分析では容易に知ることができません。したがって、経営資本を使う場合は、実際上、内部的分析の場合に限られることになります。

第3章 儲ける力をチェックする

未稼働の資産などを取り除く

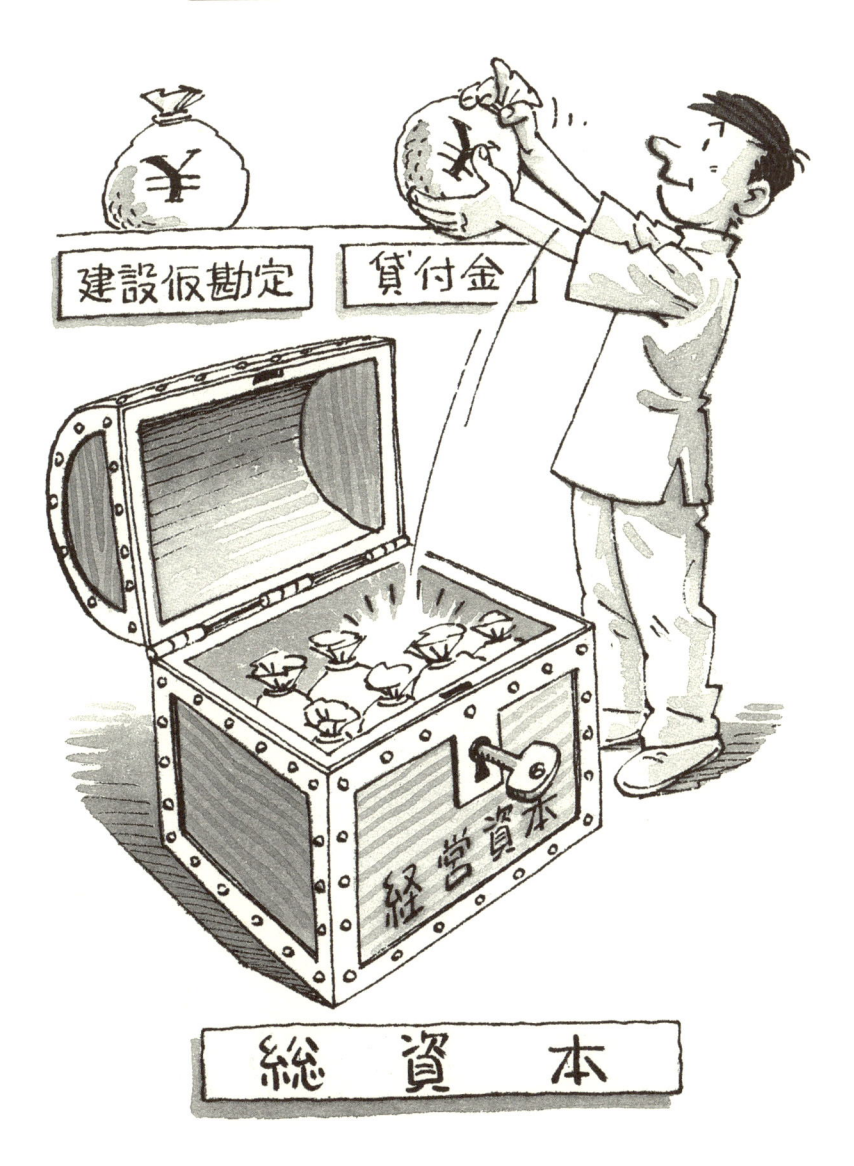

第4章

歯科医院の安全性のチェックポイント

1 経営には安全性が必要だ

「一定の利益を計上し、利益率も高い」——このような経営であれば、一見なんの問題もないように見えますが、この経営が安全かというと、実は必ずしもそうではないのです。

収益性が高くても、借入金に依存したぜい弱な財務体質であったりすると、チョッとした収益性の低下でも、財務面を直撃し、すぐに金利負担に耐えられなくなったり、毎月の支払資金が不足したりします。

常に予期しない危険にさらされているのが経営というものです。患者の減少、人手不足、貸倒れの発生、天災地変、競争相手の出現など、さまざまな外部環境の変化に見舞われますが、これらの環境変化に対応できる抵抗力があるかどうかは、経営上の重大な問題です。

大きな環境変化にも耐えられ、経営を維持できる十分な力があるということは、その事業体の安全性が高いことの証明になります。そのためには、健全な財務構造をもち、各種の資産が上手に活用されていなければならず、そうでなければ本当の意味でのよい経営とはいえないのです。

「安全性の分析」は、短期の支払能力に問題がないかなど4つのポイントから分析して、財政状態から見て資金面に不安がないかどうか、露骨な表現をすれば、倒産の危険性があるかどうかを見るものです。

第4章　歯科医院の安全性のチェックポイント

安全性は４つのポイントから分析する

Point 1

短期の支払能力があるか‥‥
　　　　➡流動比率や当座比率など

Point 2

設備投資などの長期の調達資金の支払能力があるか‥‥
　　　　➡固定比率や固定長期適合率など

Point 3

借金体質であるかどうか‥‥
　　　　➡自己資本比率や負債比率など

Point 4

フロー面からの分析‥‥
　　　　➡経常収支比率で資金繰りと支払能力を見る

安全性とは──
・支払資金が不足していないか？
・金利負担に耐えられるか？
・倒産の危険性はないか？
などを見るのか……。

2 個人事業の安全性とオーナーの資力

　事業は、収益性と財務の健全性がともに結びあって、はじめて真の発展が約束されます。この意味で、経営分析において、安全性のチェックは欠かせないものです。

　経営分析はすべての事業体を対象としますが、大きな会社は、法的にも経済的にも株主から分離されており、株主とは別の存在として認識されます。ですから、株主にいくら支払能力があってもそれは別で、会社自身の支払能力が問われるのです。

　しかし、個人事業の場合やオーナー所有の中小零細法人の場合は違います。

　分析対象となっている事業とは関係のないオーナー個人の信用力が、ストレートに個人事業や主宰する会社の与信に反映し、それ自身の支払能力が問われることはありません。

　したがって、莫大な個人資産をもっている人の個人事業や、その人が主宰する会社については、一定の場合を除き、安全性をチェックしてもまったく意味はありません。このような場合には、個人全体の安全性をチェックすることのほうが、はるかに意義があります。

　この本は、個人経営の歯科医院について、確定申告書を利用してどのように経営分析するかを説明しています。したがって、歯科医院だけの安全性を分析しても意味がないと思われる先生は、この章全体を読み飛ばしてください。

第4章 歯科医院の安全性のチェックポイント

個人事業の安全性はオーナーの資力しだい

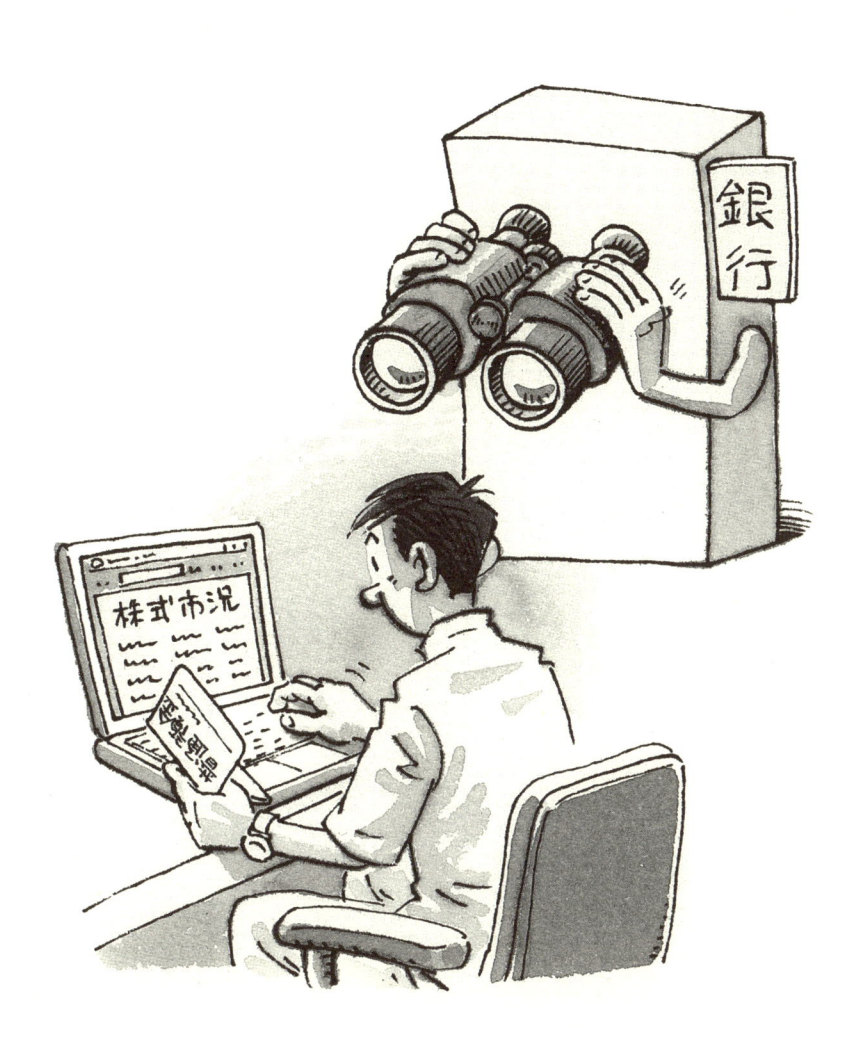

3 運転資金っていくら必要なんだろう

　通常、商売をしていくためには運転資金が必要になります。運転資金の額は、業種によって違いますが、月商の2〜4ヵ月程度になる場合が多いようです。

　「運転資金」とは、店舗やオフィスにかかる月々の家賃や従業員に支払う給料、そして小売業なら販売する商品を仕入れるための資金など、事業を継続していくために必要な流動的資金のことをいいます。

　経常運転資金とは、現状の売上や在庫水準、売上仕入の決済条件のもとで、経常的に必要とされる運転資金のことをいいます。増加運転資金とは、売上が増加した場合や、決済条件に変化が生じた場合に必要となる資金です。

　運転資金の必要額は、右の図のように、売上債権・棚卸資産から仕入債務をマイナスして計算します。

　運転資金というと、入金日と支払日のズレによって、月中で一時的に必要になるつなぎ資金をイメージしますが、本来の運転資金は、完全に「寝た」状態になり、事業をやめるまで回収することはできません。したがって、運転資金は、返済不要な自己資本でまかなうのが原則になります。

　しかし、実際には、運転資金をすべて自己資本で調達するのはなかなか難しく、長期借入金で調達することになるのですが、くれぐれも短期資金とは混同しないようにしてください。

第4章　歯科医院の安全性のチェックポイント

必要運転資金の計算

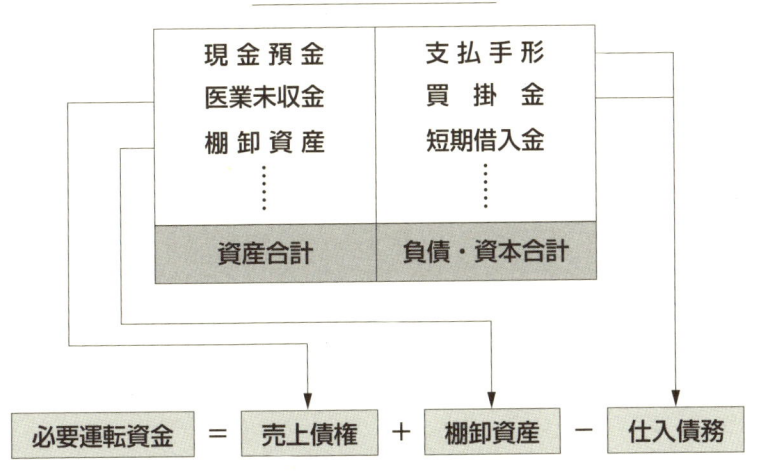

貸借対照表（B／S）

現金預金	支払手形
医業未収金	買掛金
棚卸資産	短期借入金
……	……
資産合計	負債・資本合計

必要運転資金 ＝ 売上債権 ＋ 棚卸資産 － 仕入債務

運転資金の分類

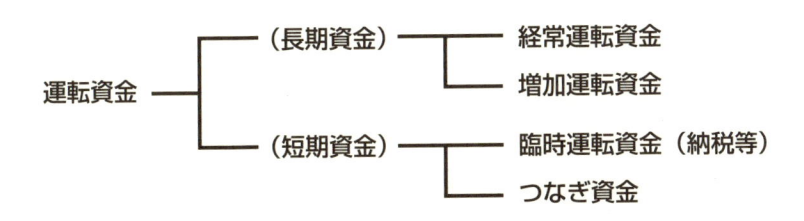

運転資金
- （長期資金）
  - 経常運転資金
  - 増加運転資金
- （短期資金）
  - 臨時運転資金（納税等）
  - つなぎ資金

4 短期の支払能力は流動比率でチェックする

　歯科医院の短期的な支払能力は、流動比率によってチェックします。

　流動比率は、流動資産と流動負債の割合によって、流動負債の返済能力を見ようとするものです。

　この比率は、もともとアメリカで、銀行が貸付先の信用能力を見るために使ったものですが、流動負債に対して流動資産が大きければ、流動負債を返済するのに困らないであろう、という見方です。したがって、流動比率は大きければ大きいほど支払能力があり、安全であると考えられます。ただし、この比率があまりにも高くなると、資金の効率的運用という面から問題になりますので、注意すべきです。

　流動比率を大きくするためには、流動負債よりも流動資産を大きくすればよいのですが、流動資産の中身が問題です。

　診療に使えない期限切れの薬品在庫や、回収見込みのない自費の未収額ばかりだと、とても支払能力があるとはいえません。また、このような異常なものでなくても、借入金の担保となっていて簡単に引き出せない預金のようなものがある場合も、実際の流動比率は名目よりも低くなります。

　そのため、よりシビアに支払能力を判断する指標として、流動資産の代わりに、現金預金や売上債権など、現金化の早い当座資産を使った当座比率が使われます。

第4章　歯科医院の安全性のチェックポイント

流動比率と当座比率の計算方法

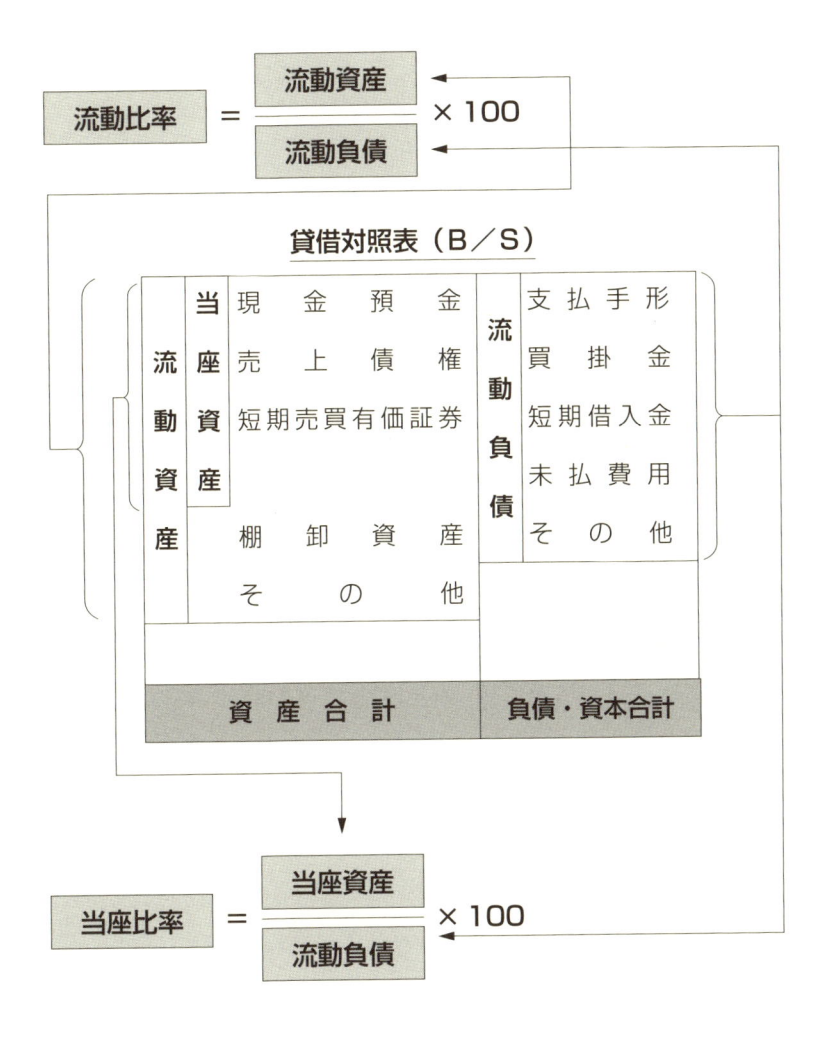

$$流動比率 = \frac{流動資産}{流動負債} \times 100$$

貸借対照表（B／S）

流動資産	当座資産	現金預金	流動負債	支払手形
		売上債権		買掛金
		短期売買有価証券		短期借入金
				未払費用
	棚卸資産			その他
	その他			
資産合計			負債・資本合計	

$$当座比率 = \frac{当座資産}{流動負債} \times 100$$

5 流動比率はどの程度あればよいか？

　欧米では、流動比率200％以上が基準となっています。

　なぜ200％なのかというと、流動資産が流動負債の2倍あれば、万一の場合、流動資産を簿価の半分で処分しても、流動負債の支払が可能であり、支払の安全性が確保できるだろうとする考え方によるものです。

　借入金に依存したわが国では、とてもこのような高い比率は望めませんが、流動比率100％以下ということは、当面の支払を当座の資産でできないということですから、安全性の観点からは避けなければなりません。

　中小企業庁の業種別主要計数表などを見ると、わが国の平均的な流動比率は、140％〜180％程度であり、従業員数20人以下の場合は180％超となっています。歯科医院においても、この状況に変わりはありませんので、健全経営のためには、140％程度の水準は少なくとも維持すべきでしょう。

　当座比率は、スグに現金化できる資産と負債の割合ですから、当然100％以上でなければなりません。しかし、日銭の入る業種では、支払資金の不足を日銭でカバーできるため、当座比率が少々低くても、支払能力に問題が生じない場合もあります。業種によって、この当座比率もさまざまですが、歯科医院については日々の窓口現金収入があるので、当座比率が80％以上であればとりあえず安全と判断して差し支えないでしょう。

第4章 歯科医院の安全性のチェックポイント

流動比率は140％程度は必要

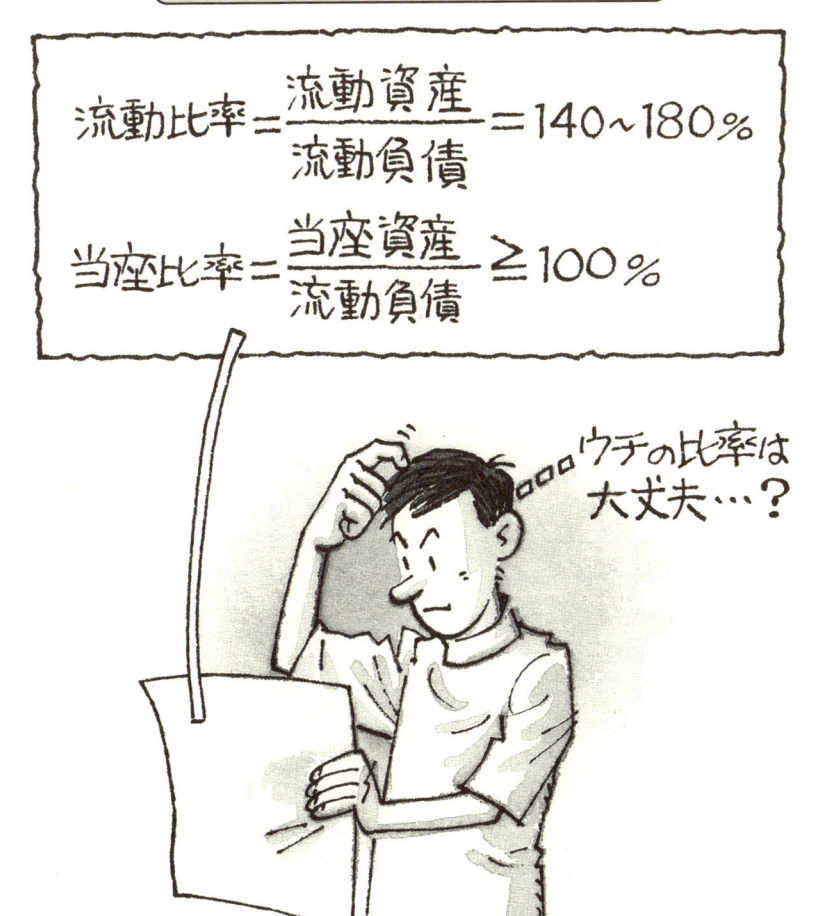

$$流動比率 = \frac{流動資産}{流動負債} = 140〜180\%$$

$$当座比率 = \frac{当座資産}{流動負債} \geq 100\%$$

ウチの比率は大丈夫…？

6 流動比率分析の欠点を知っておこう

　流動比率分析には、次のような欠点があります。

　資金繰りを実際に扱ってみるとスグわかりますが、支払能力を判断するときに重要になるのは、入金のタイミングと支払のタイミングです。

　たとえば、売掛金1,000万円の入金が60日後で、買掛金500万円の支払が90日後ということであれば、入金が先行するので、買掛金の支払に問題は生じません。

　しかし、売掛金1,000万円の入金が90日後で、買掛金500万円の支払が60日後だったらどうでしょう。60日後に支払う500万円は、90日後でなければ入ってきませんので、資金ショートが生じてしまいます。

　売掛金、買掛金以外の流動資産、流動負債がないとすれば、どちらのケースも流動比率は200％となり、支払能力に何の問題もないと分析されます。しかし、入出金のタイミングの差で実際の資金繰りに大きな違いが生じてしまいます。

　流動比率の分析では、残念ですが、このような日々の資金繰りの状況まで明らかにすることはできません。

　したがって、流動比率は、入金のタイミングと支払のタイミングを、企業自らがよく考えているだろうという前提のもとに、「流動比率が高ければ、短期の支払能力がある」と判断するものなのです。

第4章 歯科医院の安全性のチェックポイント

流動比率は同じだが資金ショートが生ずる場合もある

	現金預金	売掛金	買掛金
繰越残高	0	1,000	500
60日後の入金	1,000	▲1,000	
90日後の支払	▲500		▲500
繰越残高	500	0	0

$$流動比率 = \frac{1,000}{500} \times 100 = 200\%$$

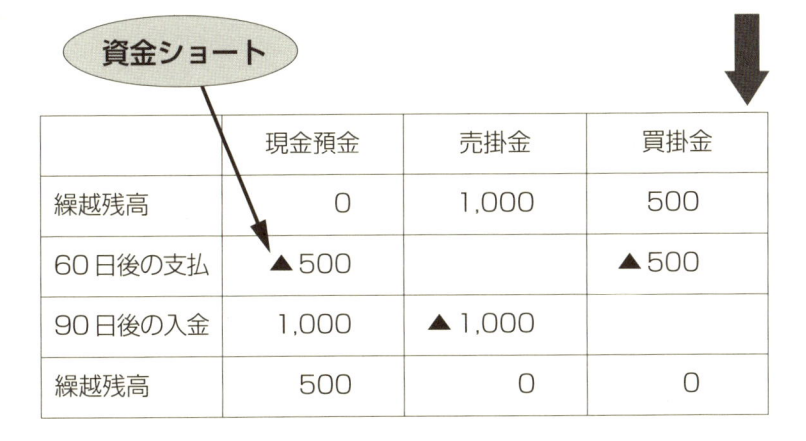

資金ショート

	現金預金	売掛金	買掛金
繰越残高	0	1,000	500
60日後の支払	▲500		▲500
90日後の入金	1,000	▲1,000	
繰越残高	500	0	0

7 長期の支払能力はどう見るか？

　設備投資などの長期の調達資金の支払能力を分析する指標としては、「固定比率」と「固定長期適合率」とがあります。

　土地建物や医療機器などの固定資産は、長期にわたって資本が固定化する（回収が遅い）ため、その調達資本は、できるだけ返済不要の自前の資金（自己資本）で充当することが望ましいといえます。

　固定比率は、このうちどれだけが自前の資金（自己資本）でまかなわれているかを見る指標です。固定比率は、自己資本が固定資産を上回ることを理想としており、低いほど良く、しかも100％を切っていることが理想となります。

　しかし、わが国の場合は自己資本が少なく、固定資産を自己資本で充当することは困難で、企業でも固定比率が150〜170％というのが一般的です。

　実際に、設備投資をする場合は、長期の借入を行うことが多いので、固定長期適合率のほうがむしろ合理性があるともいえます。なお、この比率は70〜80％程度が一般的で、固定比率と同様に低いほど良い比率になります。

　といっても、固定比率は単に低ければ良いというものでもありません。将来の布石である設備投資に消極的すぎた結果として固定比率が低いのであれば、長期的な成長のチャンスを逃がすことになるので、経営上必ずしもほめられたことではないのです。

第4章　歯科医院の安全性のチェックポイント

長期の支払能力を見る２つの指標

〔貸借対照表〕

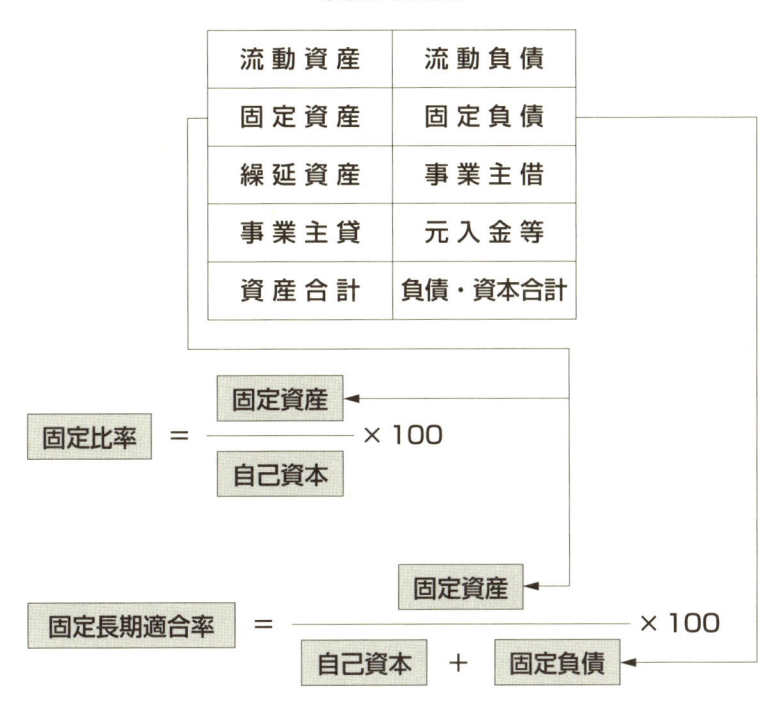

流動資産	流動負債
固定資産	固定負債
繰延資産	事業主借
事業主貸	元入金等
資産合計	負債・資本合計

$$固定比率 = \frac{固定資産}{自己資本} \times 100$$

$$固定長期適合率 = \frac{固定資産}{自己資本 + 固定負債} \times 100$$

（注）自己資本は、自前の資金という意味で、次によります。
　　　自己資本＝元入金等－（事業主貸－事業主借）÷２

8 固定長期適合率が100％を超える場合はどうか？

　固定長期適合率が100％を超えている場合は、固定資産の購入資金を長期資金（自己資本＋固定負債）でまかなえていないということですから、流動負債を一部固定資産の購入に振り向けていることになります。

　つまり、1年以内に返済しなければならない負債（流動負債）の一部を、1年を超えなければ回収できない資産として運用することになりますので、資金繰りが苦しくなることが容易に想像できます。これでは固定資産投資が問題であり、資金繰り的にも問題であり、そして全体的な「安全性」に大きな問題があるということになります。

　貸借対照表の構造から、もしも「流動資産＞流動負債」の関係が成り立っているのであれば、「固定資産＜固定負債＋資本」となり、「流動資産＜流動負債」の関係が成り立っているのであれば、「固定資産＞固定負債＋資本」となります。したがって、流動比率を見れば、固定長期適合率を算出しなくても、それがどうなっているかがわかるのです。

　また、固定長期適合率が低くなればなるほど、自己資本一定のもとでは金利負担が大きくなります。過大な借入金により購入された固定資産が本当に有効に活用されているのかどうかを、収益性の分析で取り上げた「固定資産回転率」（72ページ参照）でチェックしなければなりません。

第４章　歯科医院の安全性のチェックポイント

一見してわかる支払能力の良し悪し

●支払能力の悪い場合

資産	流動資産	負債	流動負債
	固定資産		固定負債
		資　本	

流動資産＜流動負債

固定資産＞固定負債＋資本

●支払能力の良い場合

資産	流動資産	負債	流動負債
			固定負債
	固定資産	資　本	

流動資産＞流動負債

固定資産＜固定負債＋資本

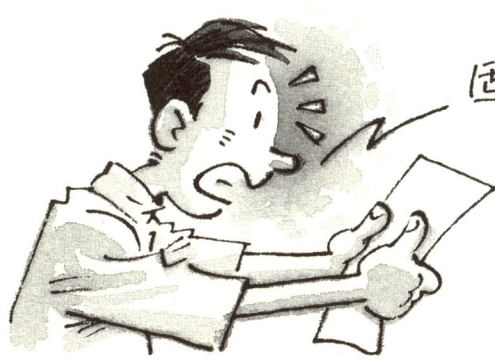

固定長期適合率が100％を超えている!!

9 借金漬けになっていないかチェックする

　わが国の企業は、銀行から比較的容易に借入れができること、支払利息が費用となり税負担が軽減されること、レバレッジ効果により自己資本利益率が高まること、債務者利益が得られることなどの要因があることから、これまで借入金に依存した経営が行われてきました。

　しかし、これらの要因が消えた今、元本返済の増加は日々の資金繰りを苦しくし、多額の利息支払は利益の額を減らす原因となっています。

　ムリな資金調達を行っていないかどうか、負債の状態を見る指標が「負債比率」です。

　負債比率は、低ければ低いほど、他人資本に対して自己資本という担保が十分にあることを意味しますので、安全であると考えます。そして、負債比率は100％以下であることが絶対の条件となっています。なお、負債を借入金だけにすると「借入金依存率」という別の指標になります。

　経営においては、積極的に投資を行っていくことが必要であり、縮小均衡型の経営方針や手堅いだけの経営方針だけでは、次の成長は望めません。また、縮少均衡型の経営ではチョッとしたことで、事業経営に破綻が生じてしまいます。事業経営を安定化した状態に持っていくためには、バランス感覚とチャレンジ精神が経営者に必要なのです。

第4章 歯科医院の安全性のチェックポイント

負債比率は低いほど安全！

〔貸借対照表〕

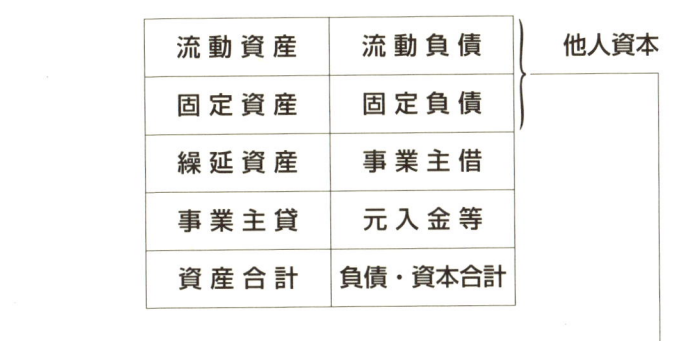

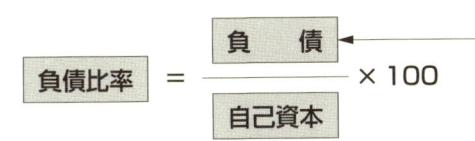

流動資産	流動負債
固定資産	固定負債
繰延資産	事業主借
事業主貸	元入金等
資産合計	負債・資本合計

流動負債・固定負債 → 他人資本

$$負債比率 = \frac{負債}{自己資本} \times 100$$

（注）自己資本は、自前の資金という意味で、次によります。
　　　自己資本＝元入金等－（事業主貸－事業主借）÷2

10 借入金月商倍率で限度額を知る

　事業経営をスムーズに行う上で、借金ができる限度額を知ることはとても大切なことです。

　また、借入れの心得として一番肝心なことは、返済する力がなくなるほど借りすぎない、ということです。

　借入金の借入限度額を簡単に知る方法として、一般的に使われているのが借入金月商倍率です。

　「借入金月商倍率」は、長期借入金と短期借入金を合わせた借入金の総額が、平均月商の何倍なのかを見る比率です。この方法は、ものすごく簡単で、決算書を読めなくてもスグに判断ができます。

　借入金月商倍率は、業種・業態によって多少のバラツキがありますが、たとえば、倍率が6の場合は、借入金を全部返すためには6ヵ月分の売上をそっくり充当しなければならない、ということを意味します。一般的に借入金は3倍（売上3ヵ月分）で注意信号、6倍以上になると、なかなか現状の売上と利益で借金を返すことができなくなるといわれています。このため、6ヵ月は「生死分岐点」ともいわれます。

　借入金の適正額を見るもう一つの簡単な指標は、売上高対支払利息です。文字どおり、売上高100に対して、利息をいくら払っているかで判断するものですが、これは業種に関係なく売上高の1％以下が目安になっています。

第4章　歯科医院の安全性のチェックポイント

借入金限度額を計算してみる

年間売上高が6億円、借入金残高が1億円の場合は、あといくら借りられるでしょうか？
借入金月商倍率は3倍とします。

6億円÷12＝0.5億円（月商）
0.5億円×3倍＝1.5億円（借入限度額）
1.5億円－1億円＝0.5億円（新規借入可能額）

$$借入金月商倍率 = \frac{短期借入金＋長期借入金}{年間売上高÷12}$$

第5章

歯科医院の生産性を分析する

1 生産性ってどういうこと？

　事業は、ヒト・モノ・カネ・情報など、さまざまな経営資源を使って日々の経営活動を行います。そして、これらの経営資源が効率よく働くと、事業経営はうまくいき、元の資源に付加価値をつけて利益を得ることができます。

　「生産性」については、いくつかの考え方がありますが、基本的には各種の経営資源を投入した結果、どれだけの成果が得られたかを示すものと考えられています。

　投入量（インプット）と産出（アウトプット）の関係が、ヒト（労働）とその成果との関係であれば「労働生産性」になり、投下したカネ（資本）とその成果との関係であれば「資本生産性」になります。

　これら2つの分析指標が中心となるのは、事業経営では、ヒトとカネがもっとも基本的な生産要素であり、経営資源であるからです。

　事業経営の根本の仕組みが、ヒトとカネを集め、それらを運用して利益を上げる点にあるので、これら2つの生産性を分析すると、生産活動や経営活動の生産性の良し悪しが一目瞭然となるのです。

　収益力があるかないかは、生産性が高いか低いかによって決まるので、生産性の分析は、収益性の分析をより詳しく行うものだと考えることもできます。

第5章 歯科医院の生産性を分析する

成果が大きければ生産性は高い

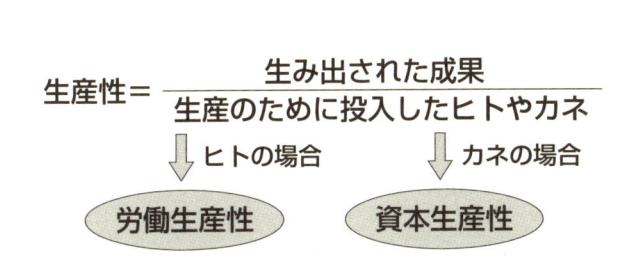

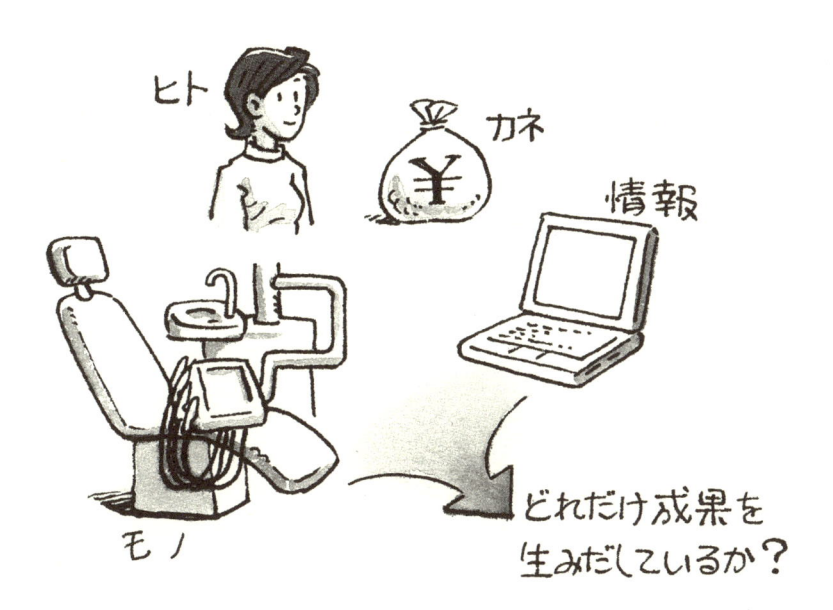

$$生産性 = \frac{生み出された成果}{生産のために投入したヒトやカネ}$$

↓ ヒトの場合　　↓ カネの場合

労働生産性　　　資本生産性

ヒト　カネ　情報

モノ

どれだけ成果を生みだしているか？

2 医療だって生産性が求められている

　医療では、救急医療のように、採算も生産性も関係のない分野があることも確かです。しかし、歯科医院も、ヒト・モノ・カネ・情報などの経営資源を使って日々の経営活動を行い、元の資源に付加価値をつけて利益を得ています。この点では、歯科医院は、企業となんら異なる点はないのです。

　さらに、患者不足に悩む歯科医院という現在の状況を見た場合、歯科医院といえども、ヒトやカネ（資本・設備など）の効率性というものを、院長が理解できなければ、生き残るのが難しい時代であるといえます。

　労働生産性と資本生産性のどちらを重要視すべきかは、時と場合によって違います。

　多くの場合、生産性は賃金・利益・従業員数などとの関係で考えられています。それは、労働力がどんな生産にも必ず共通して存在し、しかも測定可能であることから、一般に生産性といった場合には「労働生産性」を指す場合が多いのです。生産性を測るモノサシとして、具体的には「1人当たり」「1時間当たり」といった指標があります。

　収益性の分析などは、決算書などの財務分析が中心になりますが、生産性の分析は、ヒトや時間という非経理データと付加価値との関係の分析が中心になります。したがって、歯科医院の効率をチェックするツールとしても最適です。

第5章 歯科医院の生産性を分析する

生産性を測るモノサシの代表は1人当たり

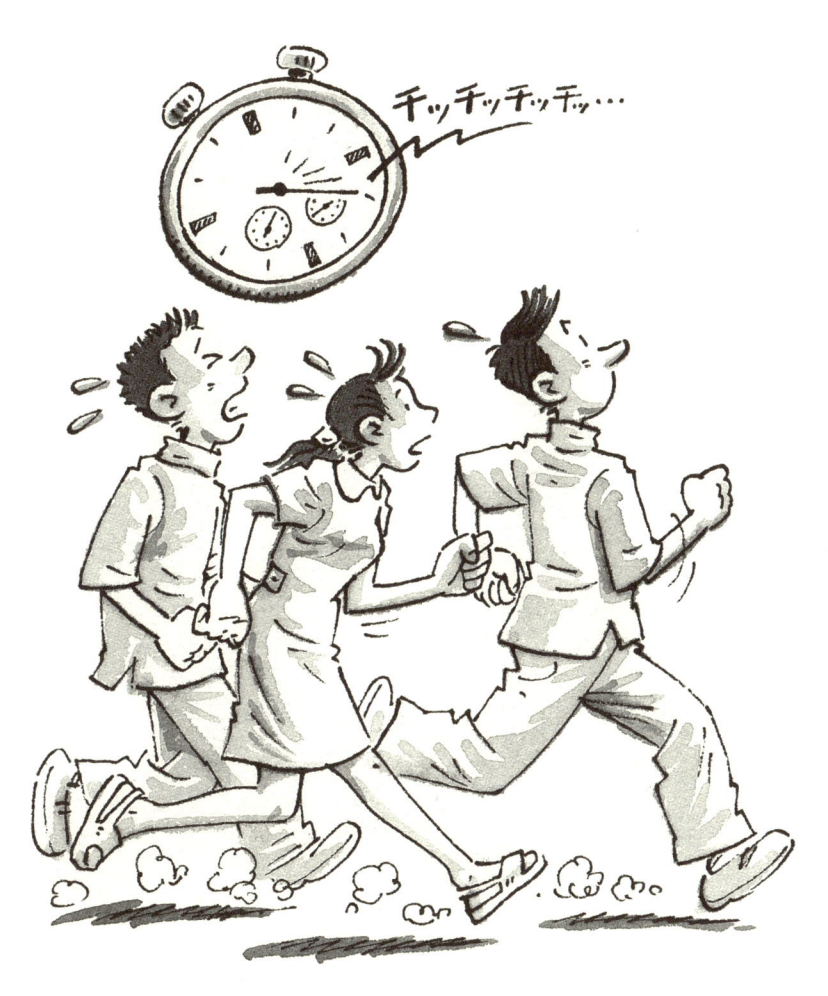

3 「1人当たり」はどう読むか？

　労働生産性を見る場合、最初に見るのが従業員1人当たりの売上高の状況です。この指標を使うと、事業規模が違っても共通の尺度で効率性を比較できるからです。
　右の設例の場合、売上高の総額ではB歯科医院がA歯科医院を上回りますが、従業員1人当たりの売上高では、A歯科医院がB歯科医院を50万円も上回ります。
　1人当たりの売上高が多いということは、競争相手よりも、少ない人数でたくさんの売上高を上げているということですから、効率的経営ができていることを意味します。しかし、売上高総額の伸び率よりも、1人当たりの売上高の伸び率が低い場合は、戦力にならない従業員が多くなってきていることの現れですので、問題です。
　このように、売上高の状況を見る場合は、売上高の伸び率だけではなく、もう一歩突っ込んで1人当たりの売上高がどうなっているのかを調べてみることが大切になります。
　いくら売上高があっても、利益が出ないのでは何にもなりません。したがって、1人当たり売上高と同時に、1人当たり利益がどうなっているのかも見なければなりません。
　利益の額そのものが伸びているにもかかわらず、1人当たりの利益が減少している場合は、その歯科医院の経営のやり方にはどこか問題があると考えなければならないのです。

第5章 歯科医院の生産性を分析する

どっちの医院が効率的か？

	A歯科医院	B歯科医院
従業員数	4人	6人
医業収益（売上高）の総額	3000万円	4200万円
1人当たり医業収益	750万円	700万円

↑ こちらのほうが効率的な経営をしている

〔A歯科医院の前年比較〕

	前 年	当 年
従業員数	3人	4人
医業収益（売上高）の総額	2400万円	3000万円
1人当たり医業収益	800万円	750万円

　B歯科医院よりも生産性は高いが、前年より1人当たり医業収益が落ち込んでいるので、何か問題があるのでは？　と考えなければならない。

107

4 生産性分析で大事な「従業員数」の計算方法

　「1人当たり」の指標を計算する場合、1人をどう計算するかをあらかじめ決めておくことが大切です。

　たとえば、前ページの設例で、A歯科医院は常勤が4人、B歯科医院は4人の常勤と半日のパートが2人であったとします。そうすると、A歯科医院の1人当たり売上高は、B歯科医院を50万円も上回っているとする比較・結論は正しいのでしょうか。

　間違いですね。

　B歯科医院のパート2人は、半日勤務ですから、2人で常勤1人に相当します。常勤と異なる勤務時間の人がいる場合は、常勤の標準労働時間を使って、常勤の人数に換算しなければ、本当の効率性の比較はできないのです。

　パートや臨時社員については、稼働時間と賃金をもとにした換算率を設定し、常勤換算をします。しかし正社員や常勤の役員については、年齢・性別に関係なく、1人は1人として扱うのが原則です。

　また、スタッフの中には、1人前以上の能力を発揮する人がいる一方で、半人前の仕事しかできない人もいます。職種もさまざまです。しかし、経営分析では、これらの人はみんな同じ1人の人として扱います。そのため、数字に表れない個人の能力やヤル気を見ることが、経営分析の結果をより有効なものとするために必要なのです。

第5章 歯科医院の生産性を分析する

どっちの医院が効率的か？

	A歯科医院	B歯科医院
従業員数 （常勤換算）	4人 （4人）	6人 （5人）
医業収益（売上高）の総額	3000万円	4200万円
1人当たり医業収益 （常勤換算後）	750万円 （750万円）	700万円 （840万円）

本当はこちらが効率的！

従業員数の計算方法

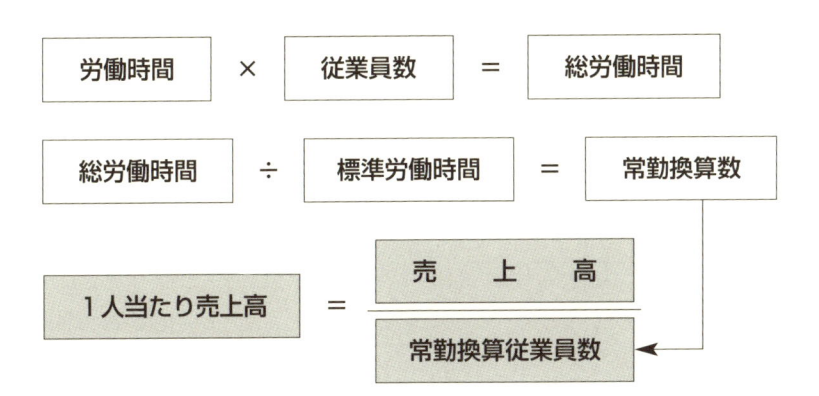

労働時間 × 従業員数 ＝ 総労働時間

総労働時間 ÷ 標準労働時間 ＝ 常勤換算数

1人当たり売上高 ＝ 売上高 / 常勤換算従業員数

109

5　生産性分析では「付加価値」が大きな要素に！

　経営成績を見る場合、売上高や利益とならんで、付加価値というものが重要視されます。

　付加価値という言葉は「付加価値の高い商品」「付加価値をつける」といったように、一般的な用語としてあいまいな意味で使われることも多いのですが、経営分析ではその意味がキチンと決まっています。

　「付加価値」とは、診療活動を通じて歯科医院が新たに生み出した価値、あるいは新たに付け加えた価値です。

　歯科医院では、医師や歯科衛生士などが、各種の医療機器や材料・薬品などを使って、患者に歯科診療サービスを提供し、対価をもらっています。患者は、歯科医院の提供するサービスに魅力を感じれば、それを原価以上の値段で購入しますが、この魅力に相当する部分が付加価値といわれるものです。

　付加価値は、決算書には記載されていないため、自分で計算しなければなりません（114ページ参照）。

　一般には、付加価値は高いほど良いとされています。付加価値が高ければ、人件費をまかなったり、税金や利息などを支払ったりしてもなお、十分な利益を上げることができるからです。

　したがって、付加価値を分析するということは、単に付加価値の大きさの測定をすることだけでなく、その分配方法も分析の対象にしなければならないのです。

第5章 歯科医院の生産性を分析する

付加価値とは……

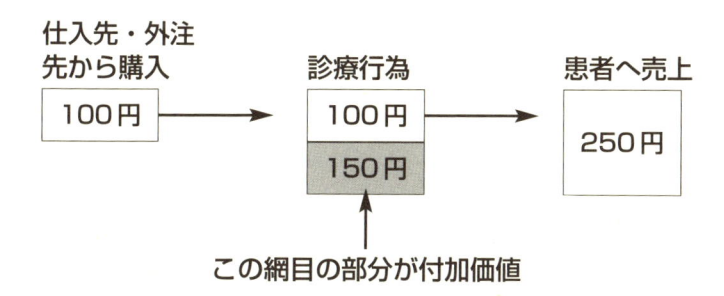

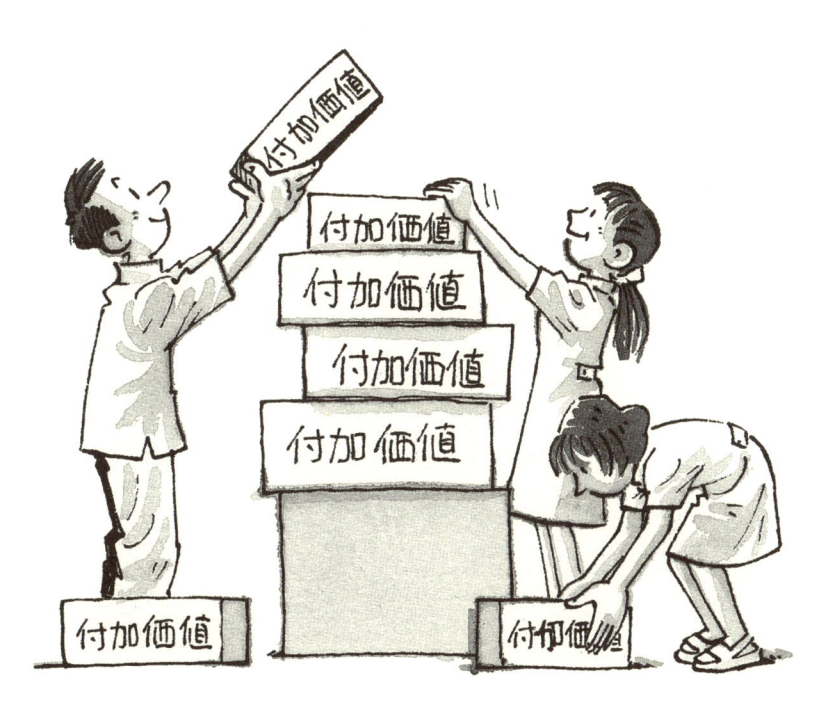

仕入先・外注先から購入 100円 → 診療行為 100円 / 150円 → 患者へ売上 250円

この網目の部分が付加価値

6　付加価値は患者が決めるもの

　付加価値分析が、経営分析において重要視されるのは、次の3つの理由があるからです。
　①売上高は、外部購入価値を増加させれば増やせるが、付加価値は自力で生み出すしか方法がない収益である
　②付加価値は本業の成果を表している
　③付加価値を分析すると、教育訓練費など、将来に備えるための費用をどれだけ使っているかを明らかにすることができるので、短期の成果と長期に発展させる力のバランスを見ることができる

　付加価値を考える上で一番ムズカシイのは、付加価値の判断は生産者やサービスの提供業者がするのではなく、消費者（患者）がそれを受け入れるかどうかにかかっている、という点です。言い換えれば、顧客満足度の高いサービスを提供できるか否かにかかっているのです。その意味においてブランドイメージなども大切になります。

　したがって、新しい付加価値を創造し、それを市場に継続して提供し続けることができる場合は、成長を続けることができます。しかし、高い付加価値を創造する力がなくなってしまった場合や、差別化した付加価値を生み出す力がなくなってしまった場合は、その事業体は、やがて競争に負け、市場から撤退しなければならない運命が待っているのです。

第5章 歯科医院の生産性を分析する

売上高ばかり増えても付加価値が増えなければ意味がない

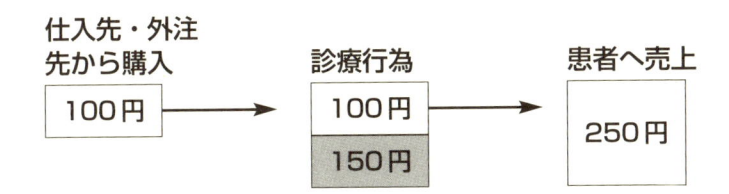

仕入先・外注
先から購入　　　診療行為　　　患者へ売上

100円　→　100円　→　250円
　　　　　　150円

・売上高ばかり増えて付加価値が増加しないケース

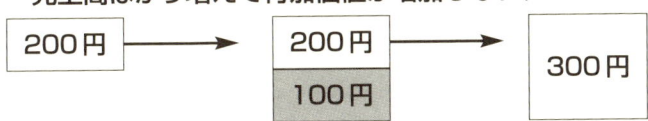

200円　→　200円　→　300円
　　　　　　100円

・売上高が増えて付加価値も増加するケース

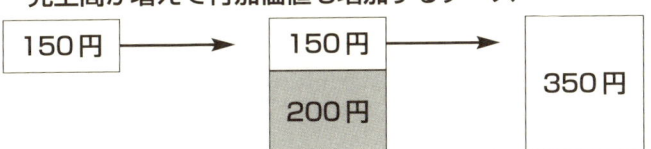

150円　→　150円　→　350円
　　　　　　200円

113

7　付加価値はどのように計算するか

　付加価値の計算方法には、生産面から付加価値を計算する「控除方式」と、分配面から付加価値を計算する「加算方式」という2つの計算方法があります。

　控除方式は、売上高から材料薬品費や外注技工料などの外部から購入した費用（外部購入価値）を差し引いて付加価値を計算します。つまり、

　①他から購入したもの
　②生産のために消費するもの
　③新たな生産物の中に価値を移転し、新たな生産物の一部となるもの

を外部購入価値の目安とすることによって、容易に付加価値を計算することができます。

　これに対し、加算方式は、人件費・金融費用・賃借料・租税公課・減価償却費に利益を加えて付加価値を計算します。ふつう、右の図のような付加価値計算表で付加価値を計算します。

　付加価値の計算方法は、右上の図のようにバラバラなので、経営分析では、最初に標準値の計算方法を確認し、それと同じ計算方法で計算することが鉄則になります。

　歯科医院などの中小企業の場合には、中小企業庁の発行している『中小企業の経営指標』と比較することが多いと思いますので、中小企業庁方式によって付加価値を計算すると便利でしょう。

第5章　歯科医院の生産性を分析する

わが国の代表的な付加価値の計算方法

[控除法] 中小企業庁方式

売上高	付加価値
	付加価値
	外部購入価値：原材料費／消耗品費／外注費／外部用役／仕入商品

[加算法] 日銀方式

付加価値：
- 人件費
- 租税公課
- 金融費用
- 賃借料
- 減価償却費
- 経常利益

[加算法] 財務省方式

付加価値：
- 人件費
- 租税公課
- 賃借料
- 営業利益

[加算法] 日経経営指標

付加価値：
- 人件費
- 租税公課
- 賃借料
- 支払特許料
- 減価償却費
- 営業利益

付加価値計算表

(千円)

項　目	損益計算書	製造原価報告書	合　計
1．経常利益	5,000		5,000
2．人件費			
役員報酬	18,000		
給料手当・賞与	50,000		
福利厚生費	12,130		
賃金手当・賞与		96,541	
福利厚生費		17,377	
	80,130	113,918	194,048
3．租税公課	7,130	2,120	9,250
4．金融費用	13,210		13,210
5．賃借料	2,200	3,150	5,350
6．減価償却費	9,650	25,320	34,970
合計（付加価値）			261,828

8 スタッフの稼ぎを見るにはどうするの？

　人件費は、従業員を雇うのにかかる費用で、経費の半分弱を占めています。したがって、従業員が効率よく働くかどうかは、歯科医院の経営に大きな影響があります。

　しかし、人件費は、従業員の数やそれぞれの能力・年齢・性別・働き方などが違っていることや、賃金水準が業種や地域によって異なるため、総額で単純に比較してもあまり意味がありません。

　そこで、右の図のような「1人当たり人件費」を算出して比較・分析するのがふつうになっています。

　1人当たり人件費が高い職場は、従業員の立場から見ると魅力的ですが、人件費負担が高ければ利益は圧縮されます。したがって、オーナーサイドから見た場合には、必ずしも好ましいこととはいえないのです。

　儲かっていないのに人件費が高い場合には、経営者は、早急に賃金カットやリストラなどによる人件費総額の削減を検討しなければなりません。

　従業員1人当たりの人件費の良し悪しを見るときは、1人当たり売上高、1人当たり利益、売上高利益率、売上高人件費率、従業員の平均年齢などを総合的に見て、自院の従業員1人当たりの人件費が売上高に比べて高いのか低いのかを判断しなければなりません。

第5章　歯科医院の生産性を分析する

人件費はこうなっている

給与賃金		歯科衛生士、技工士、事務員などのスタッフに支払う毎月の給料や夏冬のボーナス
福利厚生費	法定福利費	事業主が負担する社会保険料、労働保険料、介護保険料
	福利厚生費	忘年会、慰安旅行、お誕生日会、昼食代の補助、残業食事代、制服代、家賃の補助などさまざまな費用負担がある

（注）福利厚生費は、給与賃金の20％にもなる。
　　　年収500万円の従業員の人件費は600万円になる！

$$1人当たり人件費 = \frac{人件費}{従業員数}$$

（注）従業員数は、期首と期末の平均で計算する。

9 労働生産性と労働分配率はどういうモノサシ？

　従業員1人当たりの人件費は、労働生産性と労働分配率の積として表すことができます。

　「労働生産性」は、従業員1人当たりがどれだけの付加価値を上げたのかを示すものです。労働生産性が高いということは、1人当たりの生み出す付加価値が大きいということであり、効率よく儲けていることの現れでもあるのです。

　労働生産性は、その額が大きいことも大事な要素ですが、伸び率をとらえることがより重要になります。なぜならば、売上高が伸びていても、労働生産性が伸び悩んでいれば、生産効率は悪化していると見なければならないからです。

　「労働分配率」とは、付加価値に占める人件費の割合です。従業員が新たに生み出した付加価値の中から、どのくらいを給与として従業員に還元しているのかを見る指標です。

　労働分配率は、医院の規模などによって異なり、労働分配率が高ければ給与水準は高くなります。40％は優良、50％台はまあまあ、60％超は利益が出にくい、が目安になっています。

　労働生産性が高ければ、労働分配率を低くしたままで、高利益と高賃金を実現することができます。このため労働生産性は、年々向上することが必要になりますが、労働生産性の向上が業績の向上と直接結びついていなければ、手放しで喜ぶことはできません。

第5章　歯科医院の生産性を分析する

１人当たり人件費の計算式と展開

$$1人当たり人件費 = \frac{人件費}{従業員数}$$

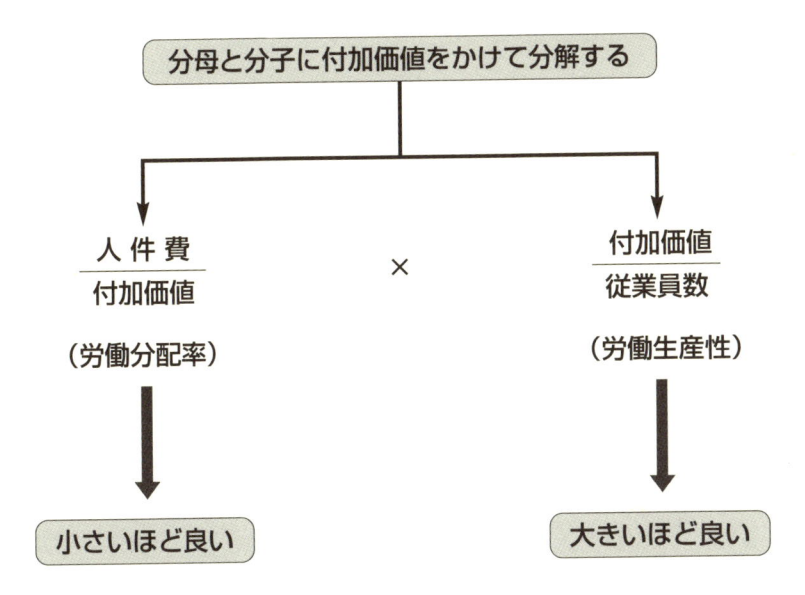

分母と分子に付加価値をかけて分解する

$$\frac{人件費}{付加価値} \times \frac{付加価値}{従業員数}$$

（労働分配率）　　　　　　　　（労働生産性）

小さいほど良い　　　　　　　　大きいほど良い

両立するのは難しい

10 労働生産性をさらに分解すると……

　労働生産性の計算式をいくらジッと見ても、労働生産性を高めるには、

　・付加価値を高めるか

　・従業員数を減らすか

　・従業員の増加率以上に付加価値の伸び率を大きくするか

のいずれかの方法しか思い浮かびません。

　そこで、より深く労働生産性の良し悪しを見るために、計算式をまず右の図のように分解し、1人当たり売上高と売上高付加価値率との関係で分析を行います。

　1人当たり売上高は、①生産設備の高度化と有効利用、②新たなサービスの開発と新市場の開拓、③サービス提供単価のアップ、④販売方法の改善、⑤販売力の強化、⑥間接人員の削減などによって向上します。

　もう一方の構成要素である売上高付加価値率のアップは、①歯科材料などの購入の節減、②提供サービスの見直し、③付加価値構成要素以外の費用の節減、④サービス提供単価のアップなどによって実現することができます。

　売上高付加価値率は高いほうがよいのですが、当然ながら100％にすることはできません。したがって、労働生産性の向上は、最終的には1人当たり売上高の向上によってもたらされる、といえるでしょう。

第5章　歯科医院の生産性を分析する

労働生産性の計算式と展開

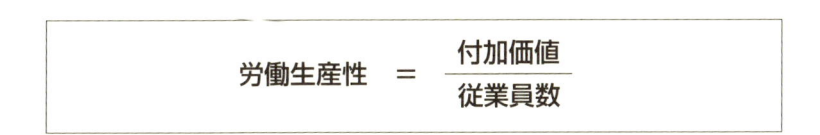

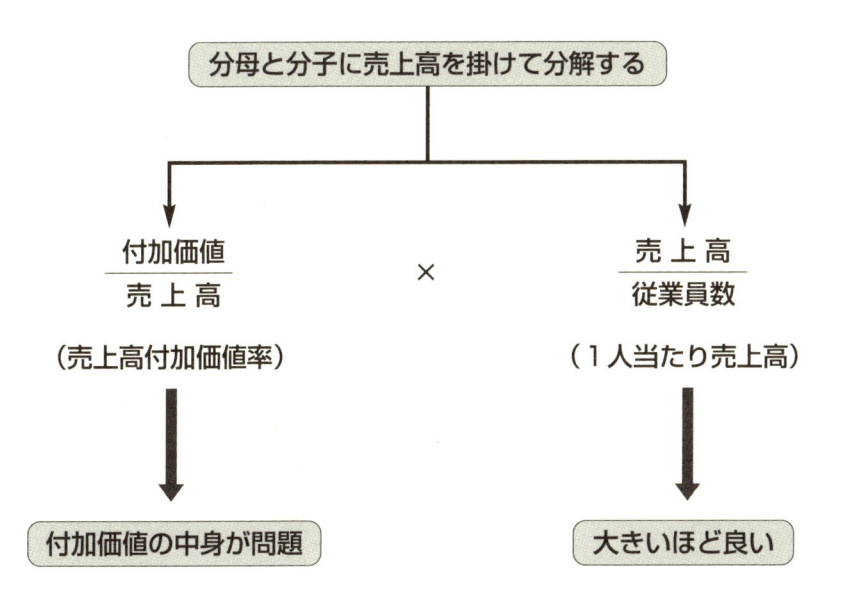

$$労働生産性 = \frac{付加価値}{従業員数}$$

分母と分子に売上高を掛けて分解する

$$\frac{付加価値}{売上高} \times \frac{売上高}{従業員数}$$

（売上高付加価値率）　　　　（1人当たり売上高）

付加価値の中身が問題　　　**大きいほど良い**

11 労働生産性の見方・読み方

　右の図の場合、毎年、労働生産性は飛躍的に向上しています。しかし、付加価値の構成内容の推移はけっして褒められたものではありません。

　付加価値の内容は、利益の構成率が高く、その他の費用の構成率は低いほうが良いのですが、この例の場合は、利益の構成率が年々悪化してきています。これでは誰が見てもわかるように、業績は悪化の傾向にあるといえます。いくら労働生産性が向上しているといっても、その質的な分析をしなければ、間違った判断をすることになるので注意すべきです。

　また、右の図の場合は、労働生産性の伸び率は5.8％、14.5％となっていますが、人件費の伸び率はそれを上回る11.0％、18.2％となっています。

　ふつう、労働生産性の伸び率以上に人件費が増えると、経営を圧迫します。したがって、従業員を増やす場合には、人件費の伸び率を労働生産性の伸び率以下に押さえ込み、労働生産性が向上するような採用計画を立てることが肝要です。

　今、歯科業界は保険点数の伸び悩み、むし歯になる子どもの減少、競争の激化、週休2日制の普及と労働時間の短縮化など、いろいろな問題が生じています。少ない人数と労働時間で、どうやって高い労働生産性を上げるのか、これが歯科医院経営の当面の課題といえるでしょう。

第5章　歯科医院の生産性を分析する

労働生産性が向上しても……

		X 期	X＋1期	X＋2期
労働生産性		520万円	550万円	630万円
付加価値	人件費	50	55	65
	租税公課	4	4	4
	金融費用	6	5	4
	賃借料	8	8	7
	減価償却費	12	12	11
	利益	20	16	9
	合計	100％	100％	100％

人件費の伸び率と労働生産性の伸び率との関係

人件費の伸び率＜労働生産性の伸び率	良い傾向
人件費の伸び率＝労働生産性の伸び率	普通の傾向
人件費の伸び率＞労働生産性の伸び率	悪い傾向

12 労働生産性を固定資産との関係で見る

　労働生産性を固定資産との関係で見る場合には、右の図のように、売上高付加価値率・労働装備率・固定資産回転率の３つの要素に分解して検討を行います。

　この３つの要素のうち、「売上高付加価値率」については、本章10項（120ページ参照）で、「固定資産回転率」については、第３章８項（72ページ参照）で触れているので、ここでの説明は省略します。

　「労働装備率」は、従業員１人当たりの保有する機械などの設備資産の金額を示すもので、機械化やＯＡ化の進展度合いを示す目安となるものです。

　歯科医院などのように、労働集約的な事業体においては、この比率は低く、反対に資本集約的な企業においては、この比率は高くなります。

　といって、いくら労働装備率を上げるために立派な設備投資をしても、それが有効に利用されなければ、付加価値を上げることができず、宝の持ちぐされとなってしまいます。

　また、設備投資と借入金は裏腹の関係にあるため、設備が有効に利用されなければ、金利負担が重荷になってしまい、最悪倒産という事態もあり得るということを、絶えず考えておかなければなりません。

　設備投資は身の丈にあった程度に、これが鉄則です。

第5章 歯科医院の生産性を分析する

労働生産性を3つに分解する

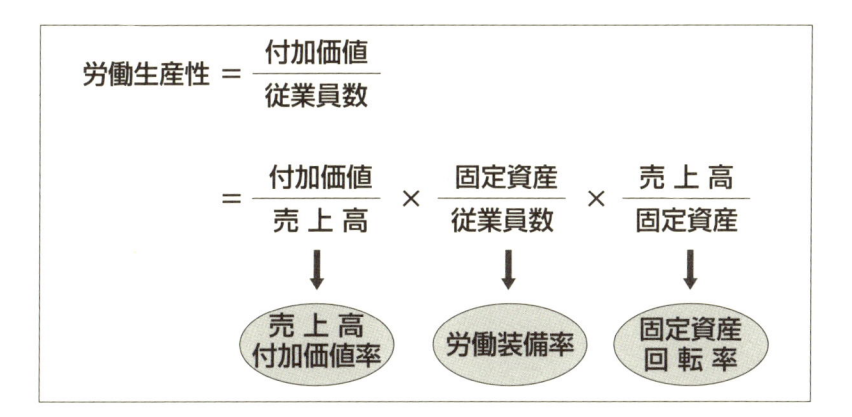

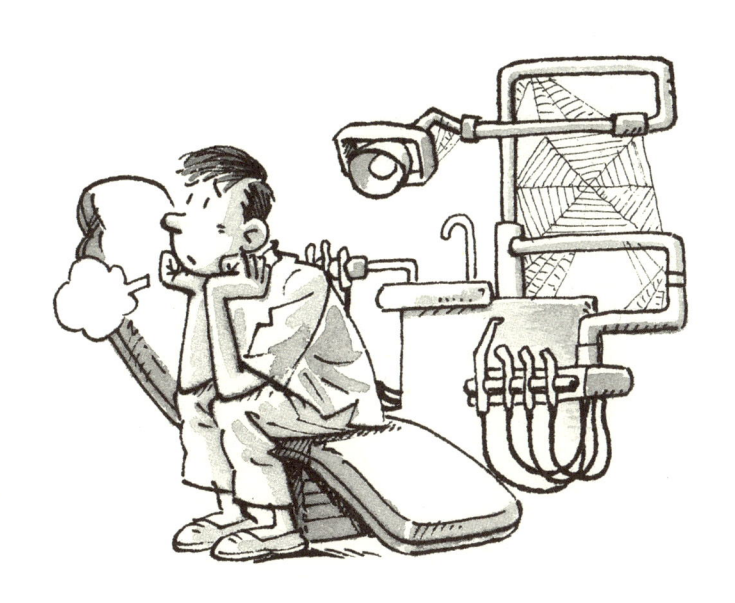

$$労働生産性 = \frac{付加価値}{従業員数}$$

$$= \frac{付加価値}{売上高} \times \frac{固定資産}{従業員数} \times \frac{売上高}{固定資産}$$

↓ ↓ ↓

売上高付加価値率 　 労働装備率 　 固定資産回転率

13 労働分配率を改善するには……

　労働分配率は、付加価値を高めるか、人件費を減らすか、あるいは人件費の増加率以上に付加価値の伸び率を大きくするかしなければ低くなりません。

　しかし、これでは労働分配率の十分な分析ができないため、右の図のように、「１人当たり売上高÷売上高付加価値率」、あるいは「１人当たり人件費÷労働生産性」に分解して、その良し悪しを検討するのがふつうです。

　右の計算式からわかるように、売上高の中に占める人件費の割合を小さくし、付加価値を大きくして売上高付加価値率を高めれば、労働分配率は下がります。また、同じ労働分配率の場合には、従業員１人当たりの付加価値額を大きくすれば、１人当たりの人件費は少なくなります。

　労働分配率を低くすると、従業員の定着率が悪くなったり、働く意欲をそぐことになったりして、結果として労働生産性が悪化し、全体の生産性が落ちることがあります。したがって、労働生産性のチェックでは、従業員のモラールがどうなっているかを見ることは欠かせないポイントの一つになります。

　労働分配率は、従業員の給料にメリハリをつけたり、賞与の財源計算に利用するなど、前向きに利用すべきですが、経営者が従業員を大事にしているかどうか、経営姿勢を端的に表す指標でもある、ということを銘記しなければなりません。

第5章　歯科医院の生産性を分析する

労働分配率を分解する

$$労働分配率 = \frac{人件費}{付加価値} = \frac{人件費}{売上高} \div \frac{付加価値}{売上高}$$

　　　　　　　　　　　　　　1人当たり　　　売上高
　　　　　　　　　　　　　　売上高　　　　付加価値率

$$= \frac{人件費}{従業員数} \div \frac{付加価値}{従業員数}$$

　　　　　　　　　　　　　　1人当たり　　　労働生産性
　　　　　　　　　　　　　　人件費

	A社	B社
付加価値額	5000万円	4000万円
従業員数	5人	5人
1人当たり人件費	500万円	400万円
人件費総額	2500万円	2000万円
労働分配率	50%	50%
労働生産性	1000万円	800万円

生産性が低いと高い給料が払えない

14 必要労働生産性を算出するには……

　歯科医院の経営において、もっとも大きな経費は「人件費」です。

　歯科医院は若い女性スタッフが多いので、従業員1人当たりの給料は比較的低いと思いますが、ベースアップで毎年増加します。競争の激化と患者数の減少に苦しむ歯科医院において、人件費総額の増加は、経営の大きな利益圧迫要因になります。

　1人当たりの給与を増やすためには、労働生産性を上げるか、労働分配率を上げるかしなければなりません。労働生産性が上がらないのに、給与アップのために労働分配率を上げると、その分だけ確実に利益は減少します。

　したがって、利益を減少させないようにするためには、絶対に人件費の伸び率を労働生産性の伸び率以下に抑えなければなりません。

　希望の給与水準を維持したままで、利益を圧迫しないように労働分配率を低く抑えるためには、いったいいくらの労働生産性を上げなければならないのかは、右の図の計算式を使って計算すると簡単に求めることができます。

　スタッフの給料を年間1人15万円アップしようとすると、労働生産性は1人につき37万5千円のアップが必要です。

　もし、スタッフが3人いるとすると、この歯科医院は、年112万円以上も労働生産性を上げなければならないのです。

第5章　歯科医院の生産性を分析する

必要労働生産性を求めるには……

$$労働分配率 = \frac{人件費}{付加価値} = \frac{人件費}{従業員数} \div \frac{付加価値}{従業員数}$$

$\frac{人件費}{従業員数}$ = 1人当たり人件費

$\frac{付加価値}{従業員数}$ = 労働生産性

変形すると

$$必要労働生産性 = \frac{1人当たり人件費}{労働分配率}$$

〔設　例〕

	今　年	来　年
1人当たり人件費	300万円	315万円
労働分配率	40％	40％

$$労働生産性 = \frac{300万円}{40％} = 750万$$

$$必要労働生産性 = \frac{315万円}{40％} = 787.5万円$$

37.5万円のアップ！

15 人件費を吸収する必要売上高の求め方

　売上高と人件費総額との間には、右の図のような関係があります。これらの関係式を変形すると、人件費を吸収するために必要な売上高を求める計算式が得られます。

　従業員3人、売上高付加価値率30％、労働分配率40％が変わらないという状況の中で、院長が「次年度の1人当たり人件費を5％アップして315万円にする」という意思決定をすると、設例の場合、この人件費のアップを吸収するために、売上高を7,500万円から7,875万円に375万円も増加させなければならなくなります。

　これに対して、売上高付加価値率を今年度の30％から次年度に31.5％にアップすることができれば、必要売上高は今年と同じ7,500万円になります。

　患者不足の昨今、歯科医院の売上高を伸ばすことは大変難しい環境にあります。また、週休2日制や週40時間労働の普及などにより、従業員1人当たりの労働時間は減少し、1時間当たりの賃金のアップが顕著となっており、売上高付加価値率の改善も容易ではありません。

　したがって、人件費の総額をいくらにし、人員の適正規模が何人であるのかをキチッと見直すことは、今後の採用計画を含めて、歯科医院の経営にとってきわめて大切なポイントといえるでしょう。

第5章 歯科医院の生産性を分析する

事例：必要売上高を求める

売上高×売上高付加価値率×労働分配率＝人件費総額
人件費総額÷従業員数＝1人当たり人件費

↓ 変形すると

$$必要売上高 = \frac{予想1人当たり人件費 \times 予想従業員数}{予想売上高付加価値率 \times 予想労働分配率}$$

〔設 例〕

	今　年	来年①	来年②
売上高	7,500万円	?	?
1人当たり人件費	300万円	315万円	315万円
従業員数	3人	3人	3人
売上高付加価値率	30％	30％	31.5％
労働分配率	40％	40％	40％

★来年①のケース

$$必要売上高 = \frac{315万円 \times 3人}{30\% \times 40\%} = 7,875万円$$

★来年②のケース

$$必要売上高 = \frac{315万円 \times 3人}{31.5\% \times 40\%} = 7,500万円$$

第6章 歯科医院の成長性を分析する

1 成長は医院経営になぜ必要か？

　人間が成長するのと同じように、事業も、創業期→成長期→成熟期→衰退期という過程を経ます。事業経営が人間と違うのは、後継者いかんによって、衰退期の次に再び成長期を迎えることができたりする点です。

　このため、「経営とは、常に前にすすむということだ」といわれています。会社も歯科医院も、絶えず成長を目指さなければ衰退する——これは過去の歴史が証明するところです。

　成長性とは、文字どおり事業の発展する力がどの程度あるのかということであり、規模の拡大と同じです。

　成長性分析のポイントは、次の2点です。

　①発展途上にあるイキイキとした事業なのか、それとも円熟期にあってもう成長が止まったり、衰退傾向に入っている事業なのか

　②事業が発展していても、その成長がバランスのとれたものなのかどうか

　成長性の分析は、対前年比などの時系列的な分析を、自院・業界平均について行い、変化の方向を把握することからはじめます。そして、その結果にもとづき、成長を取り戻すための方策を模索したり、崩れていたバランスの修復をはかります。

　成長性の分析をすると、よりよい経営を行うための改善策を見いだすことがでるようになります。

第6章　歯科医院の成長性を分析する

すう勢比較の方法

A歯科医院　損益計算書

	前々期	前期	当期
売上金額	4,631万円	4,426万円	4,253万円
売上原価	363万円	322万円	286万円
差引金額①	4,268万円	4,104万円	3,967万円
経費	2,745万円	2,634万円	2,350万円
（委託費）	517万円	502万円	416万円
差引金額②	1,523万円	1,470万円	1,617万円
売上高利益率	32.9%	33.2%	38.0%
従業員数	4.4人	4.3人	4.2人
診療日数	274日	267日	268日
患者数			
初診	932人	943人	881人
再診	5,440人	5,368人	5,134人

（注）第13回～第15回の医療経済実態調査の結果を年間数値に換算し、A歯科医院としてすう勢比較をしたものです。

2 売上高伸び率が一番大事な指標！

　成長性の分析をするためには、まず、前ページのように、貸借対照表や損益計算書の数字を時系列で並べることからはじめます。これで、自院の傾向が上向きなのか、下向きなのかがすぐにわかります。

　成長性の分析では、何はともあれ、「売上高伸び率」が重視されます。売上高伸び率は、商売繁盛のバロメータであり、事業の発展を何で感じるかといったとき、もっともハダでわかるのが売上高の伸びだからです。

　歯科医院の場合も、患者が大勢きて、さばききれないような繁盛ぶりを見せる歯科医院の売上高は増加し、反対に、閑古鳥が鳴いているような歯科医院の売上高は減少するのです。

　歯科医院の経営も事業です。お客様（患者）の支持を増やした歯科医院が繁栄し、お客様（患者）からソッポを向かれた歯科医院は衰退していくのです。

　この売上高伸び率については、業界平均の伸び率が基準になります。業界自身が衰退している場合には、国の経済成長率などを参考にしたりします。もし、これらの伸び率よりも自院の成長力が劣っている場合には、相対的に脱落することになるので、どこが違うのか慎重に検討する必要があります。

　また、売上高伸び率などについては、右図のようにグラフにすると視覚的にとらえることができ、大変便利です。

第6章 歯科医院の成長性を分析する

売上高伸び率の計算式

$$売上高伸び率 = \frac{当期売上高 - 前期売上高}{前期売上高} \times 100$$

経営分析は視覚化するとよくわかる

A歯科医院　損益計算書

	前々期	前期	当期
売上高伸び率	100%	95.6%	91.8%

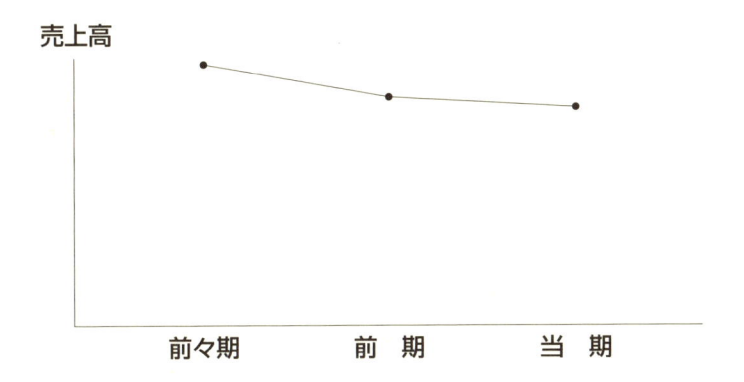

3 伸び率を見る場合は質の検討も必要！

　成長性の分析では、規模の拡大があることが大切ですが、その拡大の内容（成長の質）をキチンと把握することが、もっと大切になります。

　このため売上高伸び率は、利益や1人当たりの数値、付加価値、さらにはキャッシュフローと関係づけて検討が行われます。

　売上高の伸びが順調であっても、回収されない売上高を含んだ伸びである場合や、利益を度外視したダンピングで伸びている場合は、売上高の増加は経営にマイナスです。

　売上高が低落傾向にあるにもかかわらず、総資本増加率や人員などが増加している場合は、事業が肥大化して効率が落ちており、成長性も失っていることを示しています。これも、大いに問題となります。

　売上高が急増しているのに、設備や人員は従来のままという場合は、しばらくの間は高い利益を上げることができますが、近い将来、成長性がなくなるので破綻が予想されます。

　事業が永く発展していくためには、ヒト・カネ・モノ・情報がバランスよく拡大していることが必要です。

　このように、成長性の分析は、規模の拡大だけではなく、経営内容の質の充実を明らかにすることも必要です。ですから、成長性の分析は、歯科医院の経営分析に欠くことのできないものとなっています。

第6章　歯科医院の成長性を分析する

売上高伸び率の判断基準

①利益の伸び率

> 売上高伸び率＜利益の伸び率

②１人当たりの伸び率

> １人当たり売上高伸び率＜１人当たり利益の伸び率

③キャッシュフローとの関連

> 売上高伸び率＜営業キャッシュフローの増加率

となっているか？

A歯科医院　分析比率のすう勢

	前々期	前　期	当　期
売上高伸び率	100%	95.6%	91.8%
１人当たり売上高の伸び率	100%	97.8%	96.3%
１人当たり人件費の伸び率	100%	105.8%	99.9%
委託費の伸び率	100%	97.0%	80.5%
１日当たり患者数（初診）	3.4人	3.5人	3.3人
（再診）	19.9人	20.1人	19.2人

（注）135ページのすう勢比較を分析値にしている。

4 医業の売上高アップは難しいが……

　一般の企業の場合には、営業担当者を増やしたり、高額商品を取り扱ったり、あるいはダンピングなどで売上高を増やすことができます。しかし、歯科医業の場合には、売上高を増やすことは容易ではありません。歯科医院の場合の売上高は、右の図のようになっています。

　保険診療収入は、歯科診療報酬表にもとづく定価販売が原則であり、濃厚診療や過剰サービスなどは認められていません。このため、保険診療をメインとする歯科医院にあっては、単価のアップが難しく、患者数の増加以外には、売上高を増やす方法がありません。

　しかし、競業クリニックの増加と潜在患者の減少で、患者数が減っているのが現状ですから、その中でどう売上高をアップさせるか、そこが思案のしどころです。

　自由診療は、患者と任意に取り決めた診療報酬で診療を行うことができます。このため、インプラントや矯正などの自由診療をメインとする歯科医院も多くなっていますが、まだまだ少数派です。経済の回復で明るい部分もありますが、バブルの時代を彷彿させるだけの力はありません。

　立地変更が難しく、ドクターが１日に診る患者数にも限界があるなど、歯科医院の増収策には大きな制約がある、ということを強く銘記しなければなりません。

第6章　歯科医院の成長性を分析する

歯科医院の売上高の構造

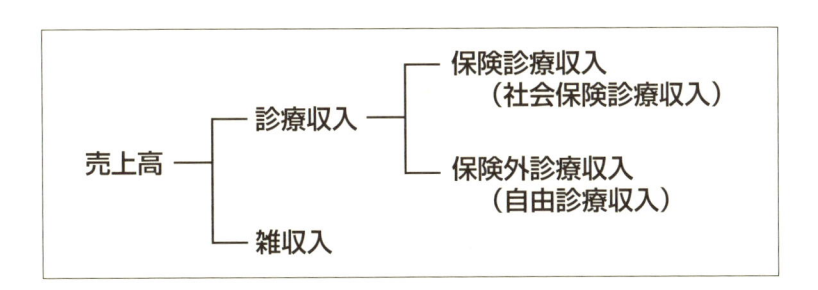

```
売上高 ─┬─ 診療収入 ─┬─ 保険診療収入
        │            │    （社会保険診療収入）
        │            │
        │            └─ 保険外診療収入
        │                 （自由診療収入）
        └─ 雑収入
```

1診療所1日当たりの患者数

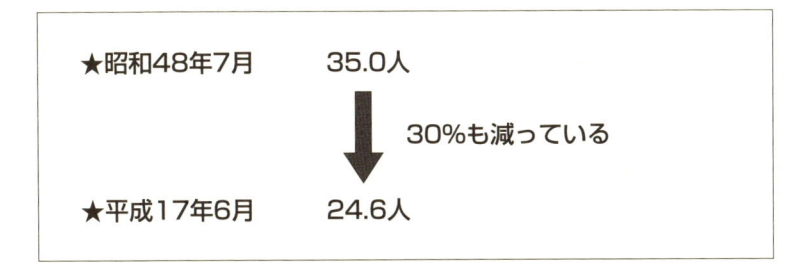

★昭和48年7月　　35.0人

　　　↓　　30％も減っている

★平成17年6月　　24.6人

歯科診療所数

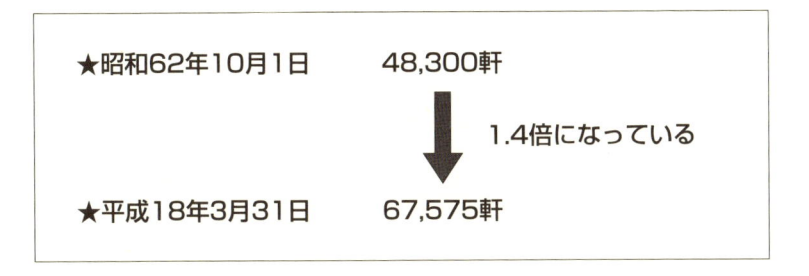

★昭和62年10月1日　　48,300軒

　　　↓　　1.4倍になっている

★平成18年3月31日　　67,575軒

5　売上高の増減原因分析の方法

　歯科医院の売上高は、簡単にすると「診療単価×患者数」になります。
　したがって、売上高が増減した場合、その原因が患者数の増減によるものなのか、それとも診療単価によるものなのか、原因を明らかにすることは意味があります。
　患者数の増減によるものである場合には、その歯科医院の評判（主に院長の行動に関する印象の良し悪し）や立地条件の変化などが原因であるかもしれません。また、診療単価による場合は、診療報酬の改定が確実に影響しますが、その他にも診療内容そのものが変わっていることもあります。
　売上高の増減原因分析は、右の図を使って、患者数の増減によるものと診療単価の増減によるもの、それにその両者の複合要因によるものとに分けて考えます。
　保険診療と自由診療とでは、診療単価が大きく異なりますので、少なくとも保険診療収入と自由診療収入に分けて、売上高の増減分析を行う必要があります。
　成長を取り戻すためには、新しい取り組みが常に必要となります。もし、成長の鈍化が見られるならば、何が原因かを考えて、素早く対策を打っていく必要があります。また、成熟期→衰退期にある場合には、いかにしたら現状を維持できるかを考えることも必要でしょう。

第6章 歯科医院の成長性を分析する

グラフで見る増減原因分析

（単価増による貢献度）

（＋α）

（患者増による貢献度）

診療単価／当期／前期／0／前期／当期／患者数

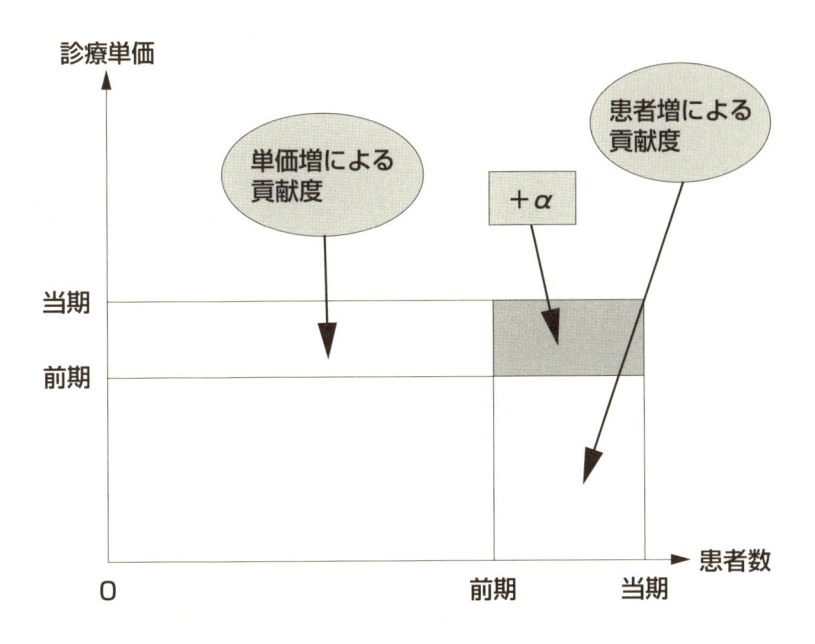

- 売上高の増減＝診療単価増減の貢献＋患者数増減の貢献＋α
- 診療単価増減の貢献＝（当期診療単価－前期診療単価）
  　　　　　　　　　　　　　　　　　　　　×前期患者数
- 患者数増減の貢献＝（当期の患者数－前期の患者数）×前期診療単価
- ＋αの貢献＝（当期診療単価－前期診療単価）
  　　　　　　　　　　　×（当期の患者数－前期の患者数）

第7章

損益分岐点を使い倒すコツ

1 収支トントンの売上高が損益分岐点

　現在のような厳しい経営環境下では、歯科医院の院長も、会社の経営者と同じ感覚をもたなければなりません。

　会社では、ふつう、毎期毎期、その期の売上高や利益の計画を立て、目標を実現すべく事業をすすめていきます。そして、利益計画を作るときに必要となるのが、どのくらいの売上高を上げればどれだけの利益が出るか、ということです。この利益計画を立てるときに欠かせないのが「損益分岐点」という考え方です。

　損益分岐点とは、文字どおり、赤字と黒字の境目です。売上高と費用の額がちょうど同じになり、損益ゼロの状態となる売上高のことを意味します。損益分岐点の売上高よりも売上高が上がれば利益が出、反対に下回れば損失が発生します。損益分岐点は低ければ低いほど利益が多くなり、経営が安定します。

　収益性の分析などは、過去の実績値を使った分析になりますが、損益分岐点分析は、ある意味で数学的であり、経営者の意思決定をどうするかの問題であり、今後どうあるべきかの未来を取り扱う手法なのです。

　損益分岐点がわかれば、目標とする売上高やコスト削減の必要額、あるいは新規事業の採算性などを簡単につかむことができます。損益分岐点分析は、経営上の問題点の明確化と改善案の立案に役立つもので、企業経営における意思決定ツールとして、なくてはならないものとなっています。

第7章　損益分岐点を使い倒すコツ

損益分岐点を実感する

●A歯科医院の状況（診療日数25日）
①クリニックの賃料や従業員の人件費など、毎月経常的に発生する費用‥‥月額200万円
②患者1人当たりの診療単価の平均‥‥5000円
③材料費や技工料などの費用割合‥‥20％

　1日当たりの患者数が25人、20人、18人の場合、クリニックの損益はどうなるか。

	ケース1	ケース2	ケース3
①売上高	3,125,000円	2,500,000円	2,250,000円
患者数／日	25人	20人	18人
診療単価／人	5,000円	5,000円	5,000円
②材料費等（①×0.2）	625,000円	500,000円	450,000円
③毎月の経常経費	2,000,000円	2,000,000円	2,000,000円
④利益（①−②−③）	500,000円	0円	▲200,000円

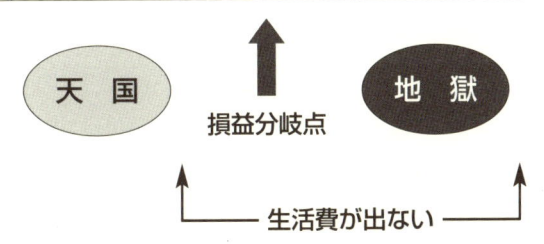

天国　　損益分岐点　　地獄

生活費が出ない

2 まず費用を固定費と変動費に分解する

会計では、利益は、

利益＝売上高－売上原価－経費

の計算式で求めますが、損益分岐点分析では、

利益＝売上高－変動費－固定費

の計算式で求めます。このため、損益分岐点を求めるには、会計で発生源別に分類している費用を、売上高の増減に応じて変動する変動費とそうでない固定費とに分類しなおす必要があります。

前ページの図を見るとわかりますが、費用の中には、材料費などのように、売上高の増減と比例して増減する費用と、毎月の経常経費のように、売上高とは関係なく一定額発生する費用とがあります。これを見極めることが損益分岐点のミソです。

具体的には、材料薬品費や外注技工料などは、患者の増減あるいは売上高の増減に比例して増減するので、これらは「変動費」になります。また、人件費・保険料・家賃などの、歯科医院を維持するための費用は、患者数や売上高の増減に関係なく、毎月または毎年一定の費用が発生するので、これらは「固定費」になります。

固定費が少なければ少ないほど経営はラクになり、変動費の率を下げれば下げるほどコストが下がります。「額の引き下げ」と「率の引き下げ」——この２つを間違えないことが、経営上のポイントになります。

第７章　損益分岐点を使い倒すコツ

費用の動きはこのようになる

①変動費の変化

売上高	患者数	1人当たり変動費	変動費の総額	変動費率
100万円	200人	1,000円	20万円	20％
200万円	400人	1,000円	40万円	20％
300万円	600人	1,000円	60万円	20％
400万円	800人	1,000円	80万円	20％
500万円	1,000人	1,000円	100万円	20％

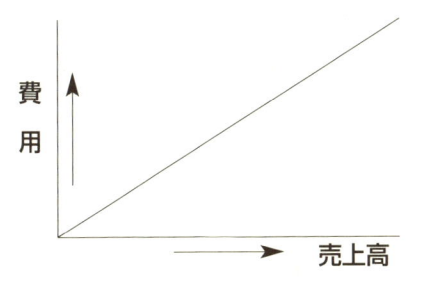

売上高がゼロならば変動費もゼロになる

②固定費の変化

売上高	患者数	固定費の総額	固定費率
100万円	200人	200万円	200％
200万円	400人	200万円	100％
300万円	600人	200万円	67％
400万円	800人	200万円	50％
500万円	1,000人	200万円	40％

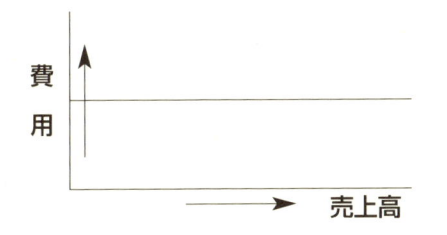

売上高がゼロでも固定費はゼロにならない

3　変動費と固定費はどう分けるか？

　損益分岐点分析を行うためには、売上原価と経費を、変動費と固定費とに分けなければなりませんが、多くの費用は、変動費と固定費が混在しています。

　損益計算書を見ただけでは、その費用が変動費なのか固定費なのかはわかりません。

　費用を変動費と固定費に分ける方法の代表的なものとして、右の図のように、勘定科目法・総費用法・撒布図表法・最小自乗法・ＩＥ法などがあります。

　歯科医院の場合には、厳密な費用の分類をしなくても、材料薬品費・外注技工料・医療消耗品などを変動費として扱えば、損益分岐点分析を行う上で、大きな問題は生じないでしょう。この簡便な方法によった場合、水道光熱費などの一部性格がハッキリしない費用は、すべて固定費とします。

　費用の性格を考えるときに、変動費・固定費の他に、準変動費と準固定費という費用分類を考えるときがあります。

　準変動費は、電気料などのように基本料金があり、一定の使用料を超えると比例的に費用が増加するものです。

　一方、準固定費は、従業員給与のように一定の患者数の間は固定で、一定の患者数を超えると増員などで、いきなり固定額が増加し、また次の限界がくるまでは一定となる費用です。

　これらについては、適宜、変動費か固定費として分類します。

第7章　損益分岐点を使い倒すコツ

費用を変動費と固定費に分ける5つの方法

★勘定科目法★
1つひとつの勘定科目がどんな動きをしているかを見て変動費か固定費かを決める方法。
もっとも簡便な分類方法だが、分類する人の恣意性が入る欠点がある。

★総費用法★
売上高と費用の総額の変動状況から変動費率を求め、総費用の中にどれだけの変動費と固定費が含まれているかを推定する方法。

★散布図表法★
タテ軸に費用、ヨコ軸に操業度のグラフを書き、費用の発生状況をプロットし、そこから一つの傾向線を求めて、変動費と固定費を推定する方法。

★最小自乗法★
散布図表法で求められる傾向線をより数学的に導き出そうとする方法。

★IE法★
工学的な手法で費用と操業度との関係を求める方法。
煩雑で難しい計算を必要とするので、歯科医院向きではない。

4　損益分岐点を求めるには？

　損益分岐点とは、売上高と費用（変動費＋固定費）とが同じになって、損益がトントンになる売上高のことをいいます。
　この関係を計算式で表すと、次のようになります。

損益分岐点＝売上高－変動費－固定費

$$= \left(1 - \frac{変動費}{売上高}\right) \times 売上高 - 固定費 = 0$$

　固定費を移項して右の図のように売上高を求める計算式にすると、その売上高は損益ゼロとなる売上高ですから、それは損益分岐点売上高ということになります。
　また、損益分岐点は、グラフを描いて求めることができます。これを「損益分岐点図表」といいます。
　損益分岐点図表を描くときは、まずタテ軸に費用と利益をとり、ヨコ軸に売上高をとり、ゼロの点から右上45°の線（売上高線）を引きます。
　次に、固定費の額は売上高に関係なく一定ですので、固定費の額のところから水平線（固定費線）を引きます。
　さらに、固定費線の上に変動費の線を引きますが、変動費は売上高に比例して発生するものですから、一定の傾きをもった線になります。
　固定費線の上に乗った変動費線が総費用線です。
　売上高線と総費用線の交点が損益分岐点になります。

第 7 章　損益分岐点を使い倒すコツ

損益分岐点を計算式とグラフで求める

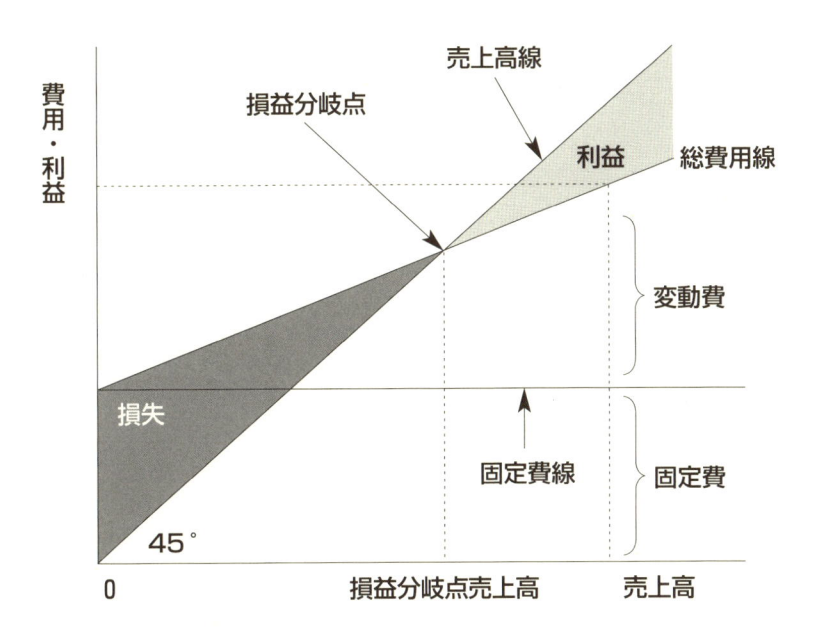

$$\text{損益分岐点売上高} = \frac{\text{固定費}}{1 - \dfrac{\text{変動費}}{\text{売上高}}} = \frac{\text{固定費}}{1 - \text{変動費率}}$$

損益分岐点より左側は総費用線が売上高線を上回っているので赤字、右側は売上高線が総費用線を上回っているので黒字、右に行くほど利益は大きくなる。

5 経営の安全度をチェックしよう

　経営的に見た場合、損益分岐点は、収支トントンの点です。したがって、損益分岐点の売上高では、歯科医院の経営は成り立ちません。

　損益分岐点を超えた売上高を上げてはじめて利益となり、さらにプラスの方向に離れることによって、より多くの利益を得ることができるのです。

　そこで、現在の医業収益（売上高）が損益分岐点からどれだけ離れているか、経営の安全度を測るモノサシとして「経営安全額」「経営安全率」「損益分岐点比率」の３つがあります。

　経営安全額は、実際の売上高と損益分岐点売上高との差額で、その差額分だけ売上高が落ちても赤字にならないという幅を示しています。

　そして、経営安全額を比率で表したものが経営安全率です。経営安全率は比率であるため、事業規模に関係なく利用できるというメリットがあります。

　損益分岐点比率は、損益分岐点が現在の売上高の何％のところに位置しているかを表すもので、これは低いほど良く、安全といえます。

　もし、損益分岐点比率が高まり、安全率が低下しているならば、それはその歯科医院の儲ける仕組みが悪化していることの現れです。早急に、その原因を解明する必要があります。

第 7 章　損益分岐点を使い倒すコツ

経営の安全度をはかる３つのモノサシ

経営安全額＝売上高－損益分岐点売上高

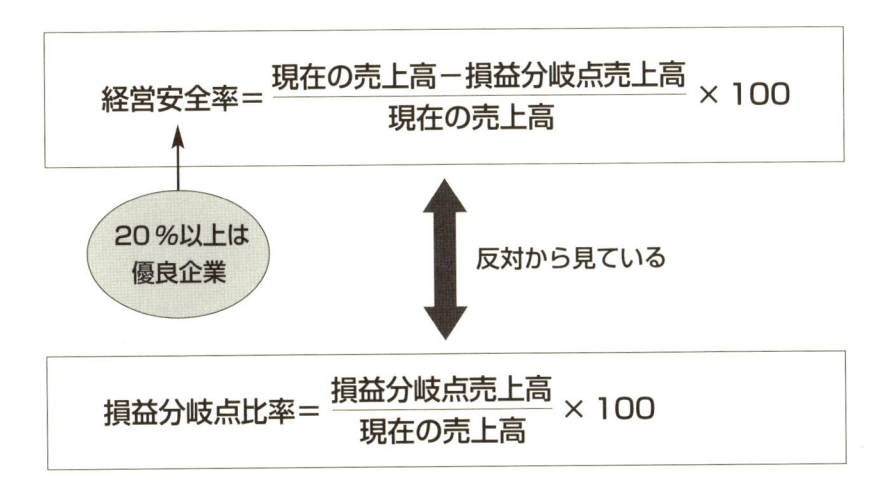

$$経営安全率 = \frac{現在の売上高 - 損益分岐点売上高}{現在の売上高} \times 100$$

20％以上は優良企業

↕ 反対から見ている

$$損益分岐点比率 = \frac{損益分岐点売上高}{現在の売上高} \times 100$$

経営安全額と経営安全率は、高いほど良いが、
損益分岐点比率は低いほど利益が大きくなる

6 安全度のパターン別に打つ手が違う

　経営安全度がわかったら、次は自院がどのパターンになっているのかを見なければなりません。

　①危険型（高固定費・高分岐点のパターン）
　固定費の割合が60％超の場合で、最悪のパターンです。まったく余裕がなく、わずかの患者数の減少でも赤字になります。このパターンの場合には、従業員の整理や債務の整理、遊休固定資産の処分など、抜本的な対策が今すぐに必要です。
　②成長型（高固定費・低分岐点のパターン）
　固定費の割合が35％前後で、優良歯科医院に多いパターンです。このタイプの場合には、現状で経営的には問題がないので、優秀な人材の確保や合理化設備の購入など、将来への布石と体質強化をはかります。
　③警戒型（低固定費・高分岐点のパターン）
　固定費の割合が20％以下の場合で、売上高が増えても利益が出にくく、チョッとした固定費の増加で、すぐに赤字に転落します。歯科医院にはこのタイプは少ないでしょう。
　④安全型（低固定費・低分岐点のパターン）
　固定費の割合が20％以下で、損益分岐点が低いので、多少売上高が落ちても大丈夫な健全企業型です。これも歯科医院にはないタイプです。

第7章 損益分岐点を使い倒すコツ

4つのパターンを識別する

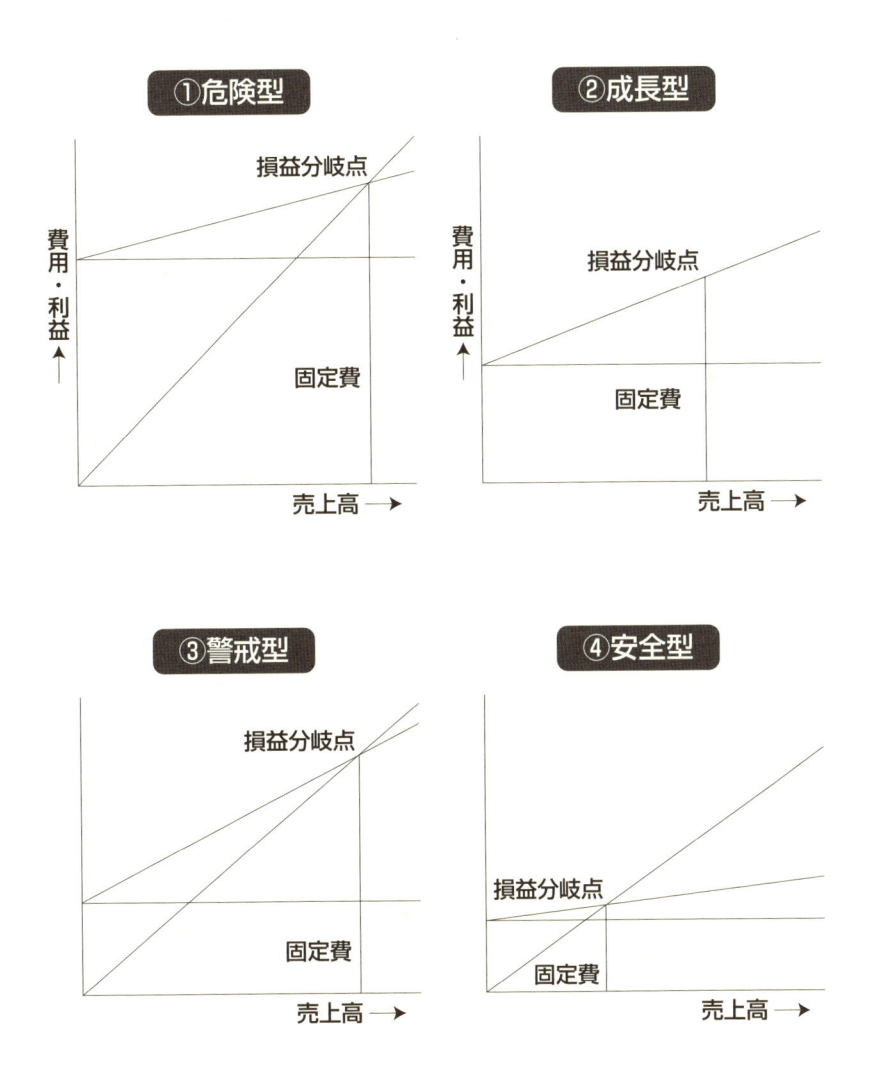

①危険型

費用・利益 ↑

損益分岐点
固定費
売上高 →

②成長型

費用・利益 ↑

損益分岐点
固定費
売上高 →

③警戒型

損益分岐点
固定費
売上高 →

④安全型

損益分岐点
固定費
売上高 →

157

7　損益計算書を組み替えてみよう

　青色申告決算書の損益計算書は、右図上段のようになっています。売上金額から売上原価を差し引き、それから経費を差し引いて利益を計算するというスタイルになっています。

　このような損益計算書では、売上原価や経費の中に変動費も固定費も含まれるため、患者数が増減すると売上金額や利益が増えたり減ったりするということはわかりますが、それ以上のことはわかりません。

　そこで経営に役立つように、右図下段のような損益計算書が考えられました。

　売上金額から変動費を差し引いて限界利益を計算し、その限界利益から固定費を差し引いて利益を計算する方法です。この損益計算書は、損益分岐点図表の売上高・費用・利益の関係を損益計算書にしたものです。

　この損益計算書を見ると、限界利益がプラスであれば、売上の増加は固定費の回収につながり、利益は必ず増加するということがわかります。

　歯科医院の場合、限界利益率は85％前後と高いので、ふつう、患者を診療するたびに限界利益が蓄積していき、固定費と限界利益の差を埋めていきます。そして、年末までに限界利益の累積額が固定費を超えるので、その超過額が院長先生の所得金額になります。

第7章　損益分岐点を使い倒すコツ

従来型の損益計算書

	患者数10人のとき	患者数50人のとき	患者数100人のとき
売上金額	10,000	50,000	100,000
売上原価			
変動費	4,000	20,000	40,000
固定費	5,000	5,000	5,000
	9,000	25,000	45,000
差引金額	1,000	25,000	55,000（一定ではない）
経　費	3,000	3,000	3,000
利　益	▲2,000	22,000	52,000

↓ 組み替える

新しい考え方の損益計算書

	患者数10人のとき	患者数50人のとき	患者数100人のとき
売上金額	10,000	50,000	100,000
変動費	4,000	20,000	40,000
限界利益	6,000	30,000	60,000（限界利益率は一定の60％）
固定費	8,000	8,000	8,000
利　益	▲2,000	22,000	52,000

8 限界利益図表でなにがわかるの？

　「限界利益図表」とは、売上高が一定額を超えると、限界利益が固定費を上回り、利益になるという関係を、図表で示したもので、損益分岐点図表を別の形で表したものです。

　限界利益図表では、まずヨコ軸に売上高（医業収益）を、タテ軸に限界利益・固定費・損益をとります。

　次に、タテ軸の固定費額（21,000）の点から横軸に平行な線を引きます。タテ軸上の限界利益額（35,000）の点からヨコ軸に平行な点線を引き、ヨコ軸の売上高（50,000）からタテ軸に平行に引いた点線の交わる点をAとします。

　そうすると、原点0と点Aを結ぶ線が限界利益をあらわす線となり、この線と固定費とが交わる点Pが損益分岐点で、その売上高は30,000になります。

　限界利益図表を見るとわかりますが、売上高が増え、限界利益で固定費を回収した（P点）後の売上の限界利益はすべて利益になります。したがって、固定費回収後は、限界利益がプラスである限りダンピングをしても必ず儲かります。

　限界利益図表は、限界利益を固定費と対比して見る図表であるのでわかりにくく、また費用の総額を示さないので、費用の計画と統制ができないという欠点があります。しかし、次年度以降の利益計画を立てるときや管理費のあり方などを考える場合には、限界利益図表のほうが便利な場合もあります。

第７章　損益分岐点を使い倒すコツ

限界利益図表

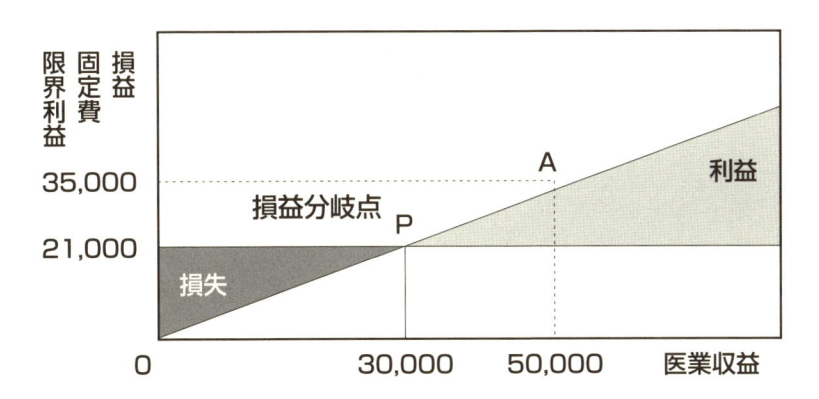

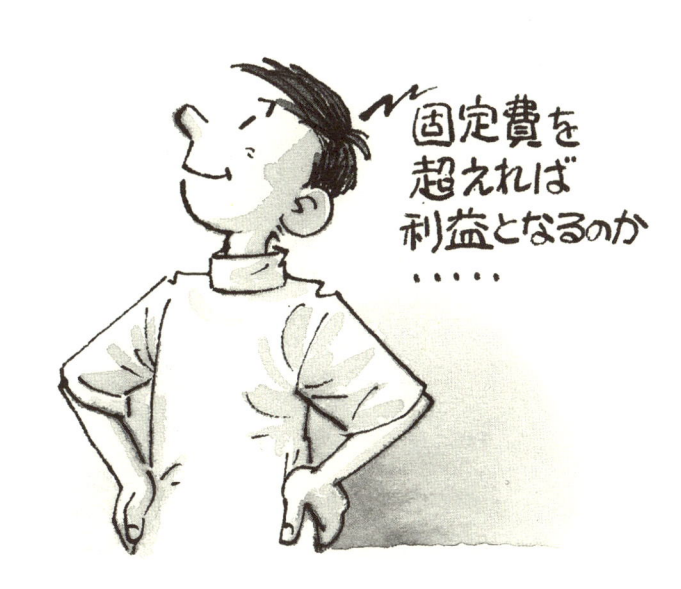

損益
固定費
限界利益

35,000
21,000

損益分岐点　P　A　利益

損失

0　　30,000　50,000　医業収益

固定費を超えれば利益となるのか……

161

9 どうすれば利益を増やせるか？

　売上高を増やすと、その増えた売上高に限界利益率を掛けた分だけ利益が増加します。したがって、増益対策は、次の3つになります。

①売上高を増やす

　売上高は「患者数×診療単価」の合計ですが、診療単価については保険点数が上がらず、自費診療についても値上げが難しい環境にあります。

　したがって、増収対策としては、接遇の向上、クリニックの雰囲気の改善、広告による認知度のアップなどの集患対策が中心となります。個々の患者の診療内容を見直し、限界利益率の改善ができればベストです。

②変動費の割合を下げる

　限界利益率を向上させるためには、変動費の割合を下げなければなりません。したがって、材料・薬品・外注技工料など、売上原価項目となるもののすべてについて、発注単価の見直しを行うことが必要になります。

③固定費の額を削減する

　固定費については、月額あるいは年額の絶対額の引き下げが必要です。従業員給与の見直しや、家賃の引き下げ交渉などがその主な検討課題です。また、アウトソーシングなどによる人件費の変動費化も大事なテーマです。

第7章　損益分岐点を使い倒すコツ

利益を増やす3つの対策

①売上高を増やす

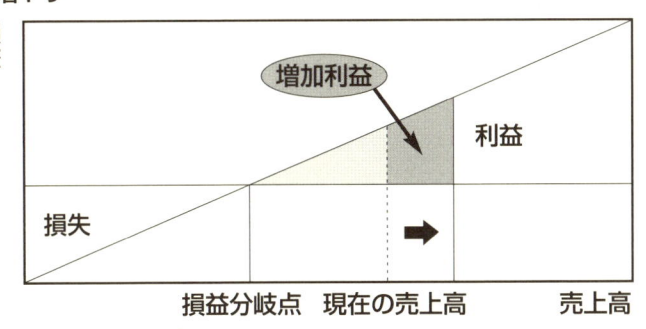

縦軸：損益・固定費・限界利益

増加利益 → 利益

損失

損益分岐点　現在の売上高　売上高

②変動費の割合を下げる

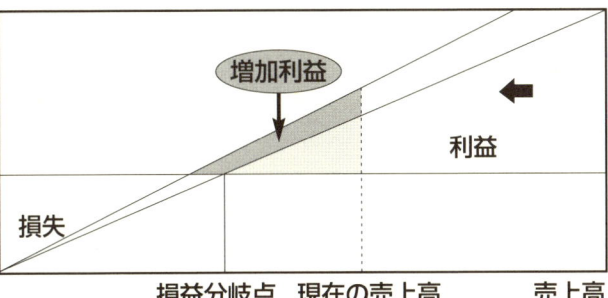

縦軸：損益・固定費・限界利益

増加利益 → 利益

損失

損益分岐点　現在の売上高　売上高

③固定費の額を削減する

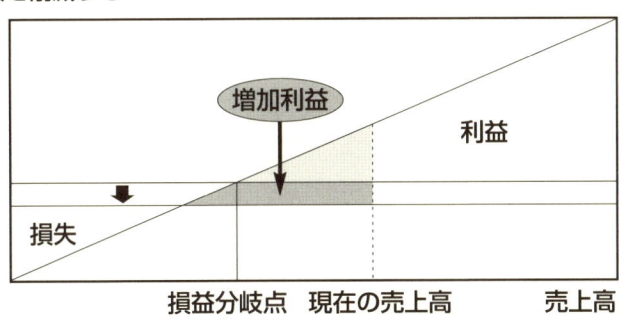

縦軸：損益・固定費・限界利益

増加利益 → 利益

損失

損益分岐点　現在の売上高　売上高

10 目標の利益を上げるには……

　損益分岐点分析の最大の強みは、目標となる売上高を設定できる、目標利益を簡単に計算することができる、という点にあります。このため、経営計画や予算を作ったりするときに、損益分岐点のシミュレーション機能が大いに利用されています。

　まず目標利益（個人の歯科医院の場合は院長先生の目標とする事業所得の金額になります）を達成するために必要な売上高の求め方ですが、これは簡単です。つまり、目標利益を固定費と同じと考えればいいのです。したがって、損益分岐点を求める計算式を次のように変えれば、必要な売上高を求めることができます。

$$\text{目標利益を上げるために必要な売上高} = \frac{(\text{固定費} + \text{目標利益})}{1 - \text{変動費率}}$$

　また、この計算式を次のように変形すると、売上高について一定の目標値を設定した場合に、どれだけの利益を上げることができるかを計算することができます。

$$\text{利益予想額} = \text{目標売上高} \times (1 - \text{変動費率}) - \text{固定費}$$

　損益分岐点分析を利用すると、このように簡単に明日の自院の姿を確認することができます。しかも、何度でも試すことができますので、ぜひとも、損益分岐点分析を気楽に利用していただきたいものです。

　目標の利益と売上高が決まっても、それで終わりではありません。それをどうやって実現するかが経営であり、重要なところです。

第 7 章　損益分岐点を使い倒すコツ

必要売上高を試算してみる

現状

売上高	1,000万円
変動費	200
限界利益	800
固定費	600
利　益	200

目標利益 3,400万円

売上高	5,000万円
変動費	1,000
限界利益	4,000
固定費	600
利　益	3,400

（変動費率 20％）

目標利益を上げるために必要な売上高 $= \dfrac{(600 + 3,400)}{1 - 20\%} = 5,000$ 万円

チョッと待った！

歯科医院の診療単価を 6,300 円前後、診療日数年間 300 日とすると、現状 1 日当たりの患者数は 5 人～6 人。目標の場合は 26 人～27 人になる。
同じ、固定費（従業員数）でこなせるか？
こういった配慮が経営分析には必要。

第8章

歯科医院のお金の流れをチェックする

1 お金がなくなると倒産します

　事業経営は、お金がなくなったときが終わりです。
　会社の場合は、業績不振が続くと、信用力がなくなり、お金が続かなくなりますが、個人事業の場合には、毎年赤字であっても、個人の資産がなくならない限り続けることができます。この点が会社と個人事業の大きな違いです。
　倒産は、いくつかの複雑な要因が重なって起こりますが、右の図のように、共通したパターンがあります。
　毎年の赤字が資金枯渇のもととなり、資金が枯渇すると事業でもって利益が出せなくなるというように、この2つはリンクしています。そして、最終的には、お金がなくなりゲームセットになってしまうのです。
　公表されている帝国データバンクの統計データによると、歯科医院の倒産件数は、最近は年間20件から50件の間で推移しています。
　その多くが、販売不振と放漫経営が原因であるとされています。しかし、2007年については、診療報酬改定の影響を受けて、マジメに経営しても販売不振で倒産するケースが多く、倒産のペースが最速であるといわれています。
　この他、このデータには反映されない廃業（事実上の倒産）もかなりの件数になるようです。
　お金のあるなし——これが経営の分かれ道です。

第8章 歯科医院のお金の流れをチェックする

倒産への共通パターン

損益	売上の減少	保険点数の切り下げ	
		過当競争による自費単価の値崩れ	
		患者数の減少	
	コスト増加	人件費のアップ	損失
		営業経費のアップ	
		過大借入による金利負担の増大	
財務	固定資産	過大投資	→ 倒産
		遊休資産の山	
	棚卸資産	過大在庫	
	売上債権	自費診療の未回収額の増大	資金の枯渇
	他人資本	過大借入金	
		支払手形の過大振出	
		買入債務の過大	
	事業主貸	個人生活の華美による持ち出し額の増大	

169

2 ストック分析ではお金の流れはわからない

　歯科医院の支払能力を見る方法としては、二とおりの考え方があります。

　ひとつは、貸借対照表にもとづき静態的な支払能力を見る方法です。これは、決算期末などの特定の時点における、支払義務とその支払に充てることのできる支払手段とを対比させて見るものです。

　静態的な支払能力の検討の基本的な考え方は、資産を処分して現金に換え、支払義務の弁済をするというものです。ストックとしての支払能力を見るものの代表的なものとして、流動比率や当座比率があります（86ページ参照）。

　もうひとつの方法は、キャッシュフローの面から支払能力を見るものです。収入よりも支出が多くなると支払ができなくなるので、一定期間の収入と支出を対比させ、収入で支払をまかなうことができるかどうか、収支のバランスを見るものです。この動態的な支払能力を見るものの代表的なものとして「キャッシュフロー分析」があります。

　不良債権や不良在庫があっても、静態分析では十分に支払能力のある優良な経営と判断されることがあります。したがって、本当の支払能力の良し悪しを見るためには、ストック面からの支払能力の検討とともに、フロー面から支払能力の検討を行うことが必要です。

第８章　歯科医院のお金の流れをチェックする

キャッシュ（資金）とは次の３つをいう

①手元にある現金
②預金（当座預金・普通預金など）
③現金同等物（３ヵ月以内に満期がくる定期預金
　　　　　　や公社債投資信託など）

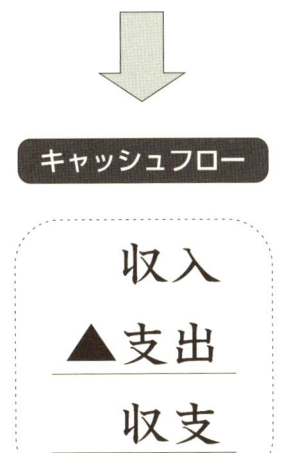

⬇

キャッシュフロー

収入
▲支出
―――――
収支

3 利益が上がってもお金が残らない！

　損益計算書の上では「売上高が増え、利益も増えている。しかし、毎月のお金は不足する」——これが昔からいわれる"勘定合ってゼニ足らず"という現象です。

　中小企業では、このような事態がよく起こります。

　なぜこのようなことが起こるのかというと、利益が上がるということが、必ずしもキャッシュ（資金）の増加につながっていないからです。

　たとえば、治療完了の6ヵ月後に自費診療の代金を患者から払ってもらうという条件で治療を行った場合には、この自費診療の儲けは治療が終わったときに計上されますが、6ヵ月経つまでお金は一銭も入ってきません。保険請求した分の減点や返戻金が大きい場合も同じです。

　また、借入金の元本を返済したり、院長の生活費を持ち出したりしても、お金は出ていきますが、これらは利益の計算には関係しません。

　資産が現金になるのが遅くなったり、負債（借金）の支払が早まったりして、利益以上に現金収支のギャップが大きくなると、このような黒字倒産の危機が訪れます。

　事業経営では、うまく儲ける力があるかどうかということはもちろんですが、どのようなお金で何の支払をしているのかということを、よく知っておくことも大切になります。

第8章 歯科医院のお金の流れをチェックする

キャッシュフローと利益の違い

時間の経過 →

| 1月分保険診療（窓口30） | ➡ | 1月分保険診療の入金（70） |

給料や家賃等の経費の支払（60）

借入金の元本返済（20）

〔損益計算書〕
売上高　　　100
経費支払　　　 0
利　益　　　100

〔キャッシュフロー計算書〕
収　入　　　 30
支　出　　　　0
借入返済　　　0
収　支　　　 30

〔損益計算書〕
売上高　　　100
経費支払　　 60
利　益　　　 40

〔キャッシュフロー計算書〕
収　入　　　 30
支　出　　　 60
借入返済　　 20
収　支　　　▲50

〔損益計算書〕
売上高　　　100
経費支払　　 60
利　益　　　 40

〔キャッシュフロー計算書〕
収　入　　　100
支　出　　　 60
借入返済　　 20
収　支　　　 20

4 キャッシュフロー計算書とはな〜に？

　キャッシュフローとは、文字どおり「お金の流れ」のことです。歯科診療というサービスを提供し、患者からお金をもらい、一方では家賃や技工料などさまざまな支払をして、差額が現金または現金同等物として残るという一連の流れを、キャッシュフローといいます。

　そして、この一連のお金の流れを、損益計算書などのように、一定期間ごとに、発生原因別に、ひとつの表にしたものがキャッシュフロー計算書（C／F）です。

　キャッシュフロー計算書が、最近、重要視されるのは、キャッシュフロー計算書が嘘をつかないからであるといわれます。利益は会計基準の選択などにより、ある程度操作することができますが、キャッシュは事実であるため、そのような操作の余地がありません。

　キャッシュフロー計算書は「営業活動」「投資活動」「財務活動」の3つに区分して表示されます。

　簡単にいえば、本業でどのくらいのキャッシュを稼ぎ出し、そのうちどのくらいのキャッシュを将来の成長のために使っているか、残りのキャッシュをどのように有効利用しているか、ということを一覧表にしたものがキャッシュフロー計算書です。

　キャッシュフロー計算書は、ふつう間接法という方法で作られます。

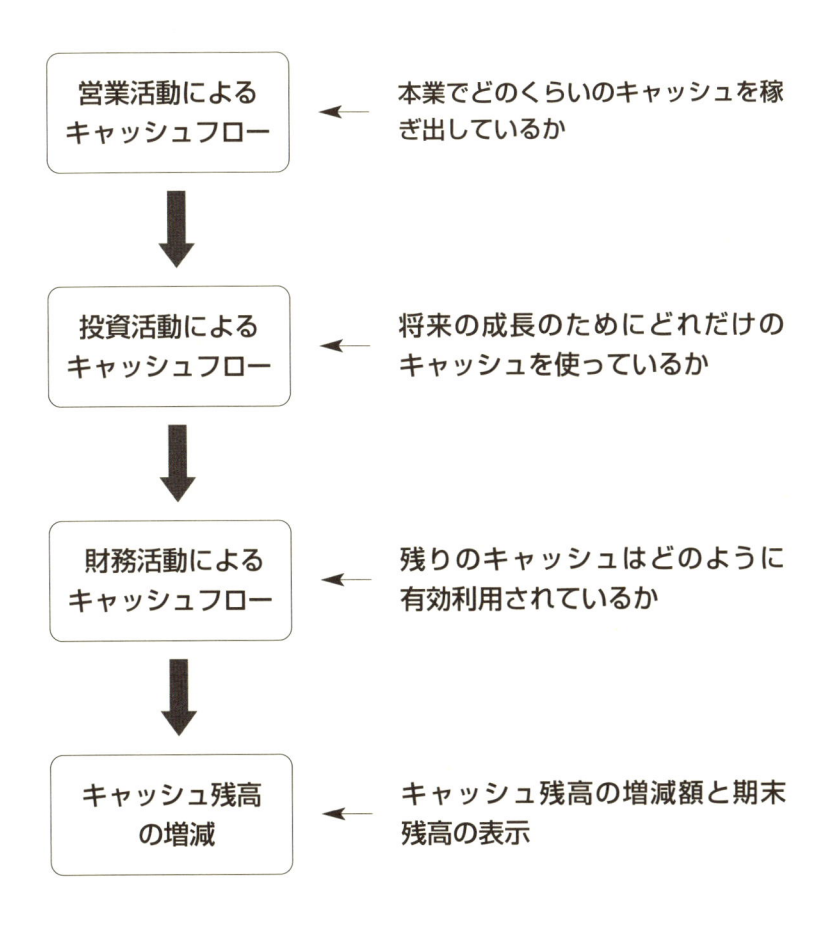

第8章　歯科医院のお金の流れをチェックする

キャッシュフロー計算書の構造

- 営業活動によるキャッシュフロー ← 本業でどのくらいのキャッシュを稼ぎ出しているか
- 投資活動によるキャッシュフロー ← 将来の成長のためにどれだけのキャッシュを使っているか
- 財務活動によるキャッシュフロー ← 残りのキャッシュはどのように有効利用されているか
- キャッシュ残高の増減 ← キャッシュ残高の増減額と期末残高の表示

5 キャッシュフロー計算書のつくり方

　キャッシュフロー計算書は、確定申告書には添付されていません。ですから、キャッシュフロー分析を行うには、自分でキャッシュフロー計算書をつくらなければなりません。第3の決算書は、この点で貸借対照表や損益計算書と異なります。

　まず、損益計算書の「青色申告特別控除前の所得金額㊸」を当期利益に、「減価償却費⑱」を減価償却費に記入します。

　次に、貸借対照表の「受取手形」〜「貸付金」の合計額から「支払手形」「買掛金」「未払金」「前受金」「預り金」「貸倒引当金」の合計額を控除した金額を、期首と期末について計算し、減少していたら、その他流動資産・流動負債の（増）減額の欄にプラスの数字として記入します。

　これで、営業活動によるキャッシュフローの計算ができます。

　投資活動によるキャッシュフローの資産の購入額は、決算書の3ページの「減価償却費の計算」を見て、取得年月日がこの1年間であるものの取得価額の合計額を記入します。

　貸借対照表の「借入金」が期首に比べて期末が増加している場合は、その増加額をプラスの金額として、「事業主貸－事業主借」がプラスだったら、その金額を個人的支出の欄にマイナスの金額として記入します。

　これに現金預金の期首の金額を加減算すると、簡易版のキャッシュフロー計算書ができるはずです。

第8章　歯科医院のお金の流れをチェックする

キャッシュフロー計算書を作ると……

キャッシュフロー計算書

Ⅰ．営業活動によるキャッシュフロー	
当期利益	300万円
減価償却費	50
その他流動資産・流動負債の(増)減額	10
営業活動よるキャッシュフロー	360
Ⅱ．投資活動によるキャッシュフロー	
資産の購入額	▲100
投資活動によるキャッシュフロー	▲100
Ⅲ．財務活動によるキャッシュフロー	
借入金の増加(返済)額	375
個人的(支出)収入	▲600
財務活動によるキャッシュフロー	▲225
Ⅳ．現金及び現金同等物の増加額	35
Ⅴ．現金及び現金同等物の期首残高	60
Ⅵ．現金及び現金同等物の期末残高	95

6 キャッシュフロー計算書の見方

　キャッシュフロー計算書には、いくつかのチェックポイントがありますが、真っ先にチェックしなければならないのが、営業活動によるキャッシュフローです。

　営業キャッシュフローは、本業によって生み出されるキャッシュフローですから、最低でも、このキャッシュフローはプラスでなければなりません。

　営業キャッシュフローが多ければ、設備投資をする場合でも、借入などをしなくて済みますし、今ある借入金を返済することもできます。

　営業キャッシュフローを潤沢にするには、本業で利益を上げることが原則ですが、これまで見てきたように、お金を寝かせてしまうと、利益が上がってもキャッシュが増えないということに注意しなければなりません。

　事業の発展のためには、設備投資が必要です。したがって、投資キャッシュフローは、プラスかマイナスかで、その良し悪しを判断するのではなく、営業キャッシュフローでまかなえているかどうかで、その良し悪しを判断します。

　財務キャッシュフローは、経営分析ではあまり重要視されませんが、全体のキャッシュの流れがどうなっているか、バランスを見ることがまず大切になります。

　キャッシュフロー計算書も、複数年の推移を見ることです。

第8章 歯科医院のお金の流れをチェックする

営業キャッシュフローを増加させるには……

１．本業で利益を上げる

- 他の歯科医院に負けないサービスを提供する
- 高い技術で自費診療単価を上げる
- 集患力をつけ多くの患者を引きつける

２．売上債権を増やさない

- 前受け、デンタルローンなどを利用して資金の回収を早める
- 治療費を支払わない患者に対し、請求をする

３．在庫を削減する

- 不要不急の材料を買わない
- 相場変動の動きを的確に判断する

４．仕入代金をできるだけ後払いで支払う

7 フリーキャッシュフローってな〜に？

　フリーキャッシュフローとは、稼いだお金から、現在の事業基盤を維持するのに必要となる設備投資のためのキャッシュフローを差し引いた、残りの余剰資金のことをいいます。

　投資キャッシュフローは普通マイナスの値となるので、フリーキャッシュフローは、営業キャッシュフローに投資キャッシュフローを加えて求めます。

　このフリーキャッシュフローがプラスであるということは、どんどん儲けがたまっていく状況を意味します。したがって、フリーキャッシュフローが多ければ多いほど、経営状態は良好だといえます。

　フリーキャッシュフローは、歯科医院の場合、主に事業の拡大と借入金返済などに使われますが、何にいくら使うか、院長の経営手腕が問われるところです。

　事業というものは、先に投資を行って、その投資の力で売上を上げ、利益を得るのです。営業キャッシュフローで最初に流出した投資のキャッシュを回収する——この関係をシッカリと意識するため、トータルでのキャッシュフローを見ることがまず大切になります。

　フリーキャッシュフローがなければ、将来のための設備投資はもちろん、財務内容の改善もできません。そして、適切な設備投資が将来のキャッシュフローを生み出すのです。

第8章　歯科医院のお金の流れをチェックする

フリーキャッシュフローがポイント！

フリーキャッシュフロー ＝ 営業キャッシュフロー ＋ マイナスの投資キャッシュフロー

フリーキャッシュフローがプラスの場合
⇩
手元にお金が残る
⇩
現金を借入金の返済や預金積立の原資にできる
⇩
経営状況は良好

フリーキャッシュフローがマイナスの場合
⇩
手元にお金が残らない
⇩
事業を継続するために金融機関からの借金等新たな資金調達が必要
⇩
この状態が続くと事業経営は継続できない！

8 総資本営業キャッシュフロー比率の見方

　総資本営業キャッシュフロー比率とは、総資本利益率のキャッシュフロー版で、総資本に対して、どれだけの営業キャッシュフローが生み出されているかを見るものです。したがって、安全性・収益性の指標になります。

　営業キャッシュフローが多ければ支払能力が高いので、この比率は高いほど良い、あるいは安全であると判定されます。

　総資本営業キャッシュフロー比率は、その原因分析を行うため、キャッシュフローマージン率と第3章で説明した総資本回転率（70ページ参照）とに分解されます。

　キャッシュフローマージン率というのは、売上高がどれだけのキャッシュフローを生み出しているかを見るもので、売上高利益率のキャッシュ版です。

　売上高利益率の利益には、非キャッシュも含まれていますが、キャッシュフローマージン率のほうが、より純化した形での儲ける力を示す指標であるといえます。

　財務省の『法人企業統計年報』を使った分析結果によると、非製造業のキャッシュフローマージン率は、1980年の1.5％から大幅に上昇し、最近では6％～7％の水準にあります。この間の営業利益率は3％から2％に次第に減少しており、売上債権や在庫の圧縮をすすめ、キャッシュフロー創出の効率化がはかられていることがうかがわれます。

第8章 歯科医院のお金の流れをチェックする

安全性・収益性の指標に！

総資本営業キャッシュフロー比率 = $\dfrac{\text{営業キャッシュフロー}}{\text{期首期末の総資本の平均}}$

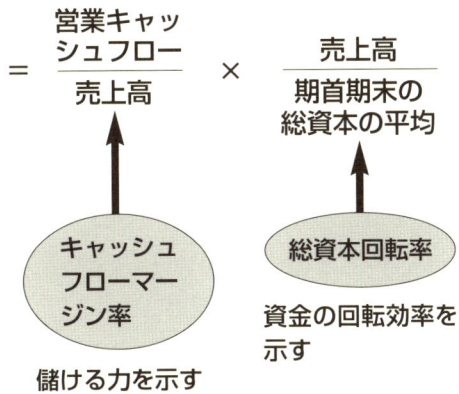

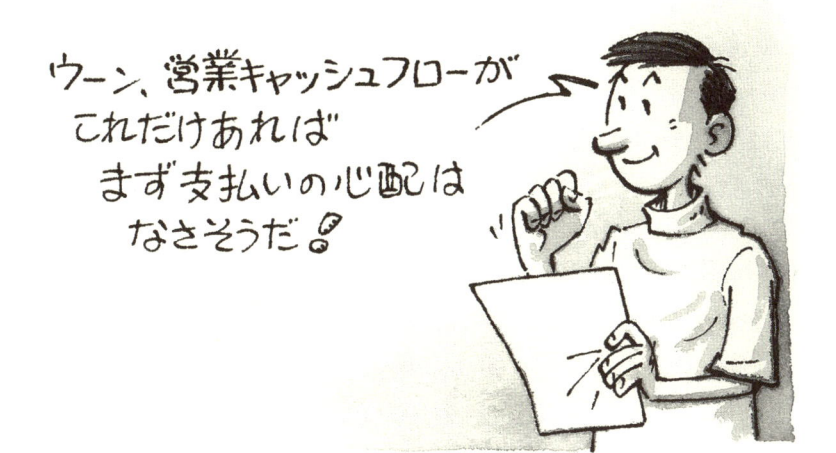

= $\dfrac{\text{営業キャッシュフロー}}{\text{売上高}}$ × $\dfrac{\text{売上高}}{\text{期首期末の総資本の平均}}$

　　　　↑　　　　　　　↑
　キャッシュ　　　　　総資本回転率
　フローマージン率　　資金の回転効率を示す
　儲ける力を示す

ウーン、営業キャッシュフローがこれだけあればまず支払いの心配はなさそうだ！

9 投資判断とキャッシュフローの見方

　事業活動を行っていくためには、将来の収益のために価値ある設備投資を継続して行っていくことが不可欠です。

　このような投資を行う場合の判断基準は、①本業と関連性があるかどうかと、②実際にキャッシュフローを生み出す投資であるかどうかです。

　たとえば、右の図のような開業計画があったとします。この計画を実行した場合、毎年350万円のキャッシュフローが生み出されると見込まれるとすれば、この投資を実行すべきかどうかは、次の2点から検討されます。

①投資額は何年で回収できるか？

　　この計画では、3,500万円を投資して年350万円の利益が出るので、投資額3,500万円は、10年で回収することができます。

　　11年目以降に生まれるキャッシュフローは、初期投資の回収が終わっているので、その全額が利益になります。

②利回りはどうなっているか？

　　3,500万円の投資に対して、毎年350万円のキャッシュフローが生まれるということは、毎年利息が350万円（10％）つくことと同じです。

　　金融商品の利回りや他の事業計画と比べて、この計画の利回りが高ければ、魅力的な事業であるということになります。

第8章　歯科医院のお金の流れをチェックする

キャッシュフローから判断する設備投資

賃借にかかる費用	500万円
内外装工事費用	1,500万円
医療機器・材料等	1,500万円
合　　計	3,500万円

①投資額は何年で回収できるか

$$\frac{設備投資額}{毎年のキャッシュフロー} = \frac{3500万円}{350万円} = 10年$$

・投資回収期間は、短期間であればあるほど良い。
・いくつかの案がある場合は、投資回収期間が一番短いものを選択する。

②利回りはどうなっているか

$$\frac{毎年のキャッシュフロー}{設備投資額} = \frac{350万円}{3500万円} = 10\%$$

・投資利回りは高いほど良い。
・いくつかの案がある場合は、一番投資利回りが高いものを選択する。

10 キャッシュフロー経営とは……

　最近、「キャッシュフロー経営」という言葉をよく聞きますが、皆さんはどのように理解されているでしょうか？

　キャッシュフロー経営とは、単に資金繰りを上手にやるというような次元のものではなく、キャッシュのインやアウトを重視し、キャッシュの最大化を意思決定の基準とする経営のことをいうのです。

　当期のフリーキャッシュフローを最大化することはもちろんですが、それを再投資し、将来にわたってフリーキャッシュフローの持続的増加をはかるので、価値重視経営ともいわれています。その意味で、顧客（患者）にサービスを提供し続けられる経営、ということもできるでしょう。

　キャッシュフロー経営の最大の目的は、事業体をキャッシュを生み出す体質に変えていくことにあります。

　このためには、キャッシュフロー計算書を羅針盤にして、利益、増加運転資金、設備投資の金額をコントロールしていくことが必要です。

　また、最近の金融機関等による事業体の審査は、損益計算書による利益だけでなく、第3の決算書といわれるキャッシュフロー計算書を含めた評価基準に変わってきています。このため事業経営にキャッシュフロー経営の視点は欠かせないものとなってきています。

第８章　歯科医院のお金の流れをチェックする

キャッシュを生み出すキャッシュフロー経営

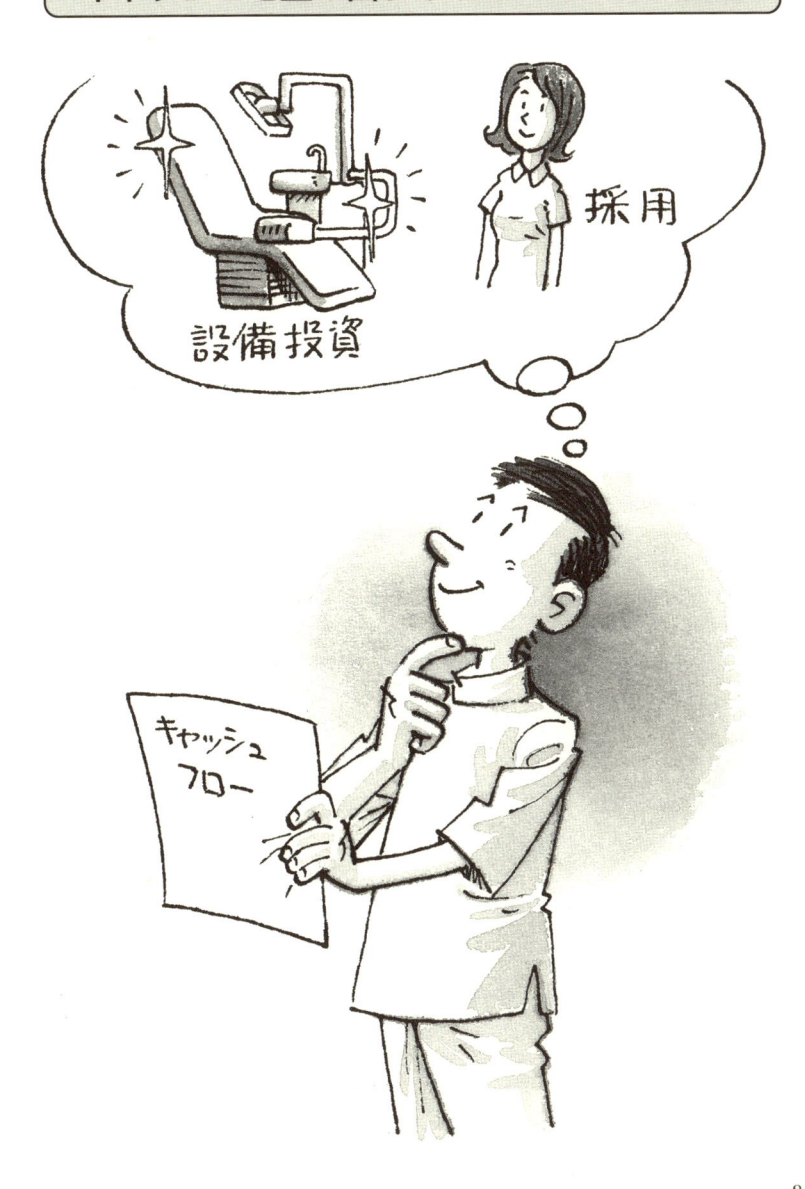

〔著者のプロフィール〕
小山　隆洋（おやま　たかひろ）
公認会計士。1972年中央大学商学部卒業。等松青木監査法人（現監査法人トーマツ）に勤務する。1989年小山公認会計士事務所を開設し、1993年に税理士登録をする。現在、小山公認会計士事務所所長として、医療関係を含めた経営指導やセミナー講師、医療ビジネス誌等への執筆などで活躍している。主な著書に『1時間でわかる歯科医院の経理入門』『1時間でわかる歯科医院の経営分析入門』『新版1時間でわかる歯科医院の税務入門』（いずれもクインテッセンス出版刊）『法人税がわかる事典』（日本実業出版社刊）などがある。

〔連絡先〕
小山公認会計士事務所
〒188-0011　東京都西東京市田無町3-3-7
　　　　　　　　　　　　　　海老沢第1ビル8F
　　　　　TEL 042-464-8390　FAX 042-464-2218
　　　　　HP：http://kss.bz
　　　　　E-mail：oycpa@kss.bz

〔歯科医院経営実践マニュアル〕
歯科医のための チョッとおしゃれな経営分析

2007年11月10日　第1版第1刷発行

著　　者　　小山　隆洋

発　行　人　　佐々木一高

発　行　所　　クインテッセンス出版株式会社
　　　　　　　東京都文京区本郷3丁目2番6号　〒113-0033
　　　　　　　クイントハウスビル　電話（03）5842-2270（代表）
　　　　　　　　　　　　　　　　　　　　（03）5842-2272（営業部）
　　　　　　　　　　　　　　　　　　　　（03）5842-2280（編集部）
　　　　　　　web page address　http://www.quint-j.co.jp/

印刷・製本　　サン美術印刷株式会社

©2007　クインテッセンス出版株式会社　　禁無断転載・複写
Printed in Japan　　　　　　　　　　　　　落丁本・乱丁本はお取り替えします
　　　　　　　　　　　　　　　　　　　　ISBN978-4-87417-985-7　C3047

定価はカバーに表示してあります

歯科医院経営実践マニュアル

金持ち歯科医になる一番の近道は「医院にお金の残るカラクリ」を知ること。

金持ち歯科医になる!
利益を出す経営の極意

第5弾

― もくじ ―

序章　歯科医院を強くするキャッシュフロー経営
1　キャッシュフロー経営って?
2　なぜキャッシュフロー経営が重要か?
3　毎月の数字は通信簿で確認する
4　貸借対照表・損益計算書はなぜ役に立たないのか?

第1章　図解:歯科医院の儲けのカラクリ
1　お金の流れが一目でわかるストラック図って?
2　誰も教えてくれなかった損益計算書の常識
3　損益計算書ってこういうことだったのか!
4　損益計算書がスラスラ読める!

第2章　ストラック図を使った医院の未来計画の立て方
1　いくらの売上で利益が出るのか?
2　ストラック図で損益分岐点を計算する
3　損益分岐点を達成するための患者数は?
4　スタッフの適正人件費を計算する方法は?

第3章　歯科医院にお金が残らない本当の理由
1　儲かっているのになぜ医院にお金が残らないのか?
2　借入の返済はなぜ経費にならないのか?
3　リースと購入はどちらが有利?
4　赤字なのにお金が残る3つのカラクリ

第4章　医院にお金を残すキャッシュフロー経営のノウハウ
1　簡易キャッシュフロー計算書のつくり方
2　キャッシュフローストラック図で自由に使えるお金がわかる
3　試算表からキャッシュフローストラック図を作成してみよう!
4　院長のモチベーションを上げる論理的な目標利益の設定方法

第5章　歯科医院のための資金調達方法
1　代表的な資金調達方法にはどんなものがあるか?
2　固定金利と変動金利はどっちが有利?
3　返済方法の違いで支払利息が変わる!
4　国民生活金融公庫をうまく活用する

第6章　知らないと損する超節税法
1　ベンツを買っても節税効果はほとんどない!
2　節税するためには利益を減らせ!
3　お金を使わず経費を増やす節税ノウハウ
4　所得控除を使った節税法

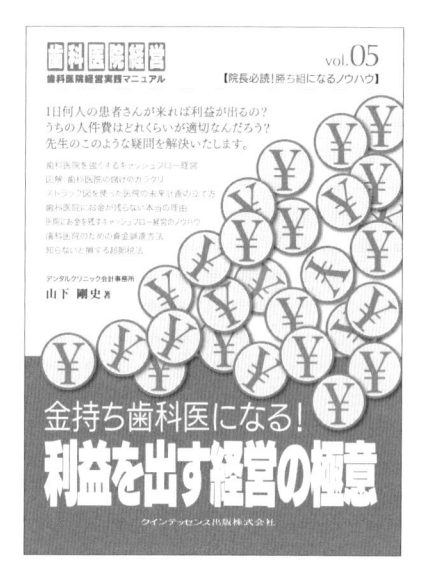

山下 剛史（デンタルクリニック会計事務所所長）

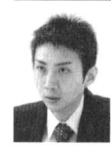

税理士、ファイナンシャルプランナー（CFP®）。大手税理士法人・医療系コンサルティング会社を経て、歯科に特化した会計事務所を設立。とくに節税・キャッシュフロー改善コンサルティング、院長個人の資産運用コンサルティングを得意とし、財務コンサルタントとして関西を中心に活躍中。現在90％以上のクライアントが毎年増収を達成している。

●サイズ:A5判　●184ページ　●定価:2,100円（本体2,000円・税5％）

クインテッセンス出版株式会社

〒113-0033　東京都文京区本郷3丁目2番6号　クイントハウスビル
TEL. 03-5842-2272（営業）　FAX. 03-5800-7592　http://www.quint-j.co.jp/　e-mail mb@quint-j.co.jp

歯科医院経営実践マニュアル

第9弾

紹介・口コミの具体策・留意点・事例が盛り込まれた、究極の増患策！

紹介・口コミで
患者さんは絶対増える

歯科医院経営 vol.09
歯科医院経営実践マニュアル
【院内ミーティングに！増患対策の決め手】

★ 究極の紹介・口コミ拡大方法で、
共"感"患者さん"来院の歯科医院づくりを！
★ 自費診療やインプラントの患者さんを増やしたい
歯科医院や矯正専門歯科では必読の取り組み！

紹介・口コミで
患者さんは絶対増える

クインテッセンス出版株式会社

澤泉 千加良 著

"トップ1％歯科医院倶楽部"主宰
(有)ファイナンシャルプラス
代表取締役

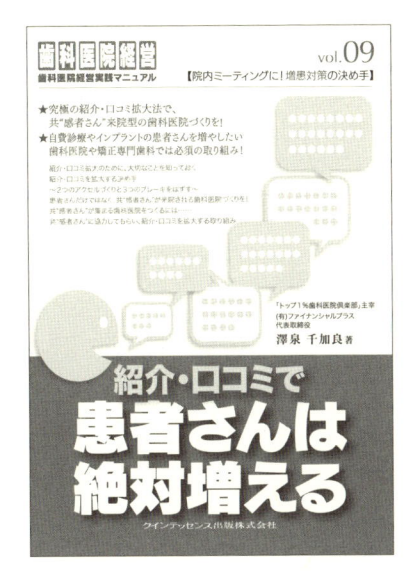

澤泉 千加良 (有)ファイナンシャルプラス 代表取締役

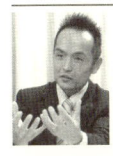

主宰する「トップ1％歯科医院倶楽部」会員歯科医院（全国65医院超）の経営（増患増収、スタッフ育成中心）をサポートするかたわら、パートナーシップを結ぶ全国の100を超える歯科医院サポート会計事務所、生命保険営業の顧客歯科医院の経営サポートも行う。歯科医師会・同窓会等で多数の講演活動中。『歯科医院経営』（クインテッセンス出版）の連載でも好評を博し、著書に『患者さんを増やす仕組みづくり』（クインテッセンス出版）がある。

★ もくじ ★

第1章 紹介・口コミ拡大のために、大切なことを知っておく
紹介や口コミの拡大は患者さん同士の信頼関係強化の取り組み
紹介や口コミ拡大のための「患者さんに対しての目標設定」
人に紹介や口コミをしてもらうために必要な2つの行動
紹介や口コミ行動でわかる患者さんの3つのタイプ

第2章 紹介・口コミを拡大する決め手
～2つのアクセルづくりと3つのブレーキをはずす～
2つのアクセルをつくる：その①
2つのアクセルをつくる：その②
3つのブレーキをはずす：その①
3つのブレーキをはずす：その②

第3章 患者さんだけではなく、共"感"患者さん"が来院される歯科医院づくりを！
共"感"患者さん"が集まる歯科医院になるということ
共"感"患者さん"が来院される歯科医院づくりで、80％の患者さんから紹介・口コミされるための条件がそろう！
紹介・口コミ拡大だけではない！
共"感"患者さん"が来院される歯科医院づくりの効果！

第4章 共"感"患者さん"が集まる歯科医院をつくるには……
大切なことは"想い"を"形"にして"表現する"こと
"想い"のミスマッチをなくし"Win-Win"の関係をつくる！
歯科医院の"想い"を決める！
歯科医院の"想い"を形にする！

第5章 共"感"患者さん"に協力してもらい、紹介・口コミを拡大する取り組み
「モニター患者さん制度」で新共体験の紹介や口コミを拡大する！
「医院紹介カード」で紹介されやすいタイミングを活かす！
「定期検診案内往復ハガキ」で紹介してくれるキッカケをつくる！
「患者さんフォロー体制」で紹介してくれるキッカケをつくる！

● サイズ：A5判　● 192ページ　● 定価：2,100円（本体2,000円・税5％）

クインテッセンス出版株式会社
〒113-0033　東京都文京区本郷3丁目2番6号　クイントハウスビル
TEL. 03-5842-2272（営業）　FAX. 03-5800-7592　http://www.quint-j.co.jp/　e-mail mb@quint-j.co.jp

歯科医院経営実践マニュアル

小さい組織を活性化する5つの基準創造行動が……

院長もスタッフも生き活き!
小さい組織で大きな成果を生み出す実践ステップ

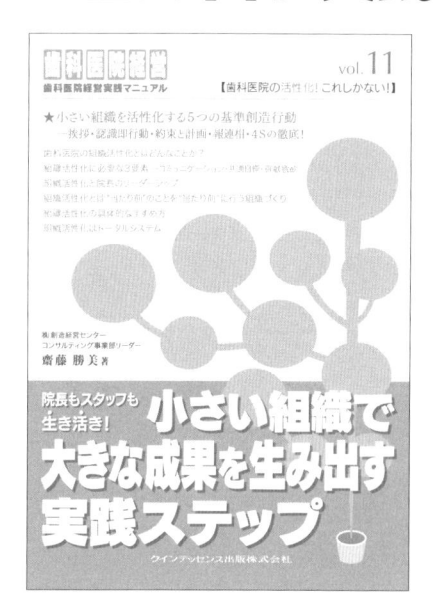

第11弾

もくじ

第1章　歯科医院の組織活性化とはどんなことか?
外部環境の変化に対応した組織活性化を
患者満足度向上こそクリニックの永続発展を約束する
組織活性化は人材育成から
人材育成の対象である3つの能力

第2章　歯科クリニックの組織活性化に必要な3要素
組織活性化の3要素とは「コミュニケーション」「共通目標」「貢献意欲」
コミュニケーションがとれているとは……
コミュニケーションの場づくり
事例:「挨拶」でコミュニケーションのきっかけづくり

第3章　組織活性化と院長のリーダーシップ
院長のもつ役割の二面性
組織の人間的側面と技術的側面にも配慮を
人が育ち、成果の上がるクリニックづくり
院長・スタッフに求められる人格能力(人間性)とは

第4章　組織活性化とは〝当たり前〟のことを〝当たり前〟に行う組織づくり
歯科クリニックにも企業性格がある
企業性格が組織活性化を活発にしたり、沈滞させる
基準創造行動を徹底させる
基準創造行動による人間開発

第5章　組織活性化の具体的なすすめ方
朝礼を上手に活用して活性化をはかる
職場ミーティングで活性化をはかっていく
経営計画合宿──院長の基本方針書でディスカッション
小集団活動(HQM)で活性化をはかる

第6章　組織活性化はトータルシステム
組織活性化は採用から始まる
評価と処遇をどうするか
組織の性格判断を実施し、活性化活動に弾みをつける
まとめ──ギブアンドテイクではダメ!

齋藤勝美　(株)創造経営センター コンサルティング事業部リーダー

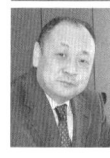

日本大学商学部卒業。専門商社から大手会計事務所を経て、株式会社創造経営センターに入社。創造経営コンサルタント・認定登録医業経営コンサルタント。コンサルティング事業部リーダーとして、医療機関(歯科・医科、病院・診療所、薬局、福祉施設)はじめ、卸売業・物流業・製造業などの中小・中堅企業の経営診断・経営指導・新規創業支援に携わる。経営計画策定・人材育成から財務分析・財務管理まで幅広く指導できるゼネラルコンサルタントとして活躍中。共著書に『病院経営ハンドブック』(日本創造経営協会編／同友館1997年)がある。

●サイズ:A5判　●160ページ　●定価:2,100円(本体2,000円・税5%)

クインテッセンス出版株式会社
〒113-0033　東京都文京区本郷3丁目2番6号　クイントハウスビル
TEL. 03-5842-2272(営業)　FAX. 03-5800-7592　http://www.quint-j.co.jp/　e-mail mb@quint-j.co.jp